Erfolgskonzepte Zahnarztpraxis & Management

Erfolgs-Konzepte für Ihre Zahnarztpraxis

Als Zahnarzt sind Sie auch Führungskraft und Manager: Teamführung, Qualitätsmanagement, Abrechnungsfragen, Erfüllung gesetzlicher Vorgaben, patientengerechtes Leistungsspektrum, effiziente Abläufe, leistungsgerechte Kostensteuerung …

Zusätzliche Kompetenzen sind entscheidend für Ihren Erfolg.

Agieren statt reagieren

Gestalten Sie zielgerichtet die Zukunft Ihres Unternehmens - als Organisator, Stratege und Vermarkter.

Francesco Tafuro

Übernahme und Gründung einer Zahnarztpraxis

Entscheidungsfindung, Organisation, Kooperationen, EDV, Finanzen, Recht

Unter Mitarbeit von Dr. Andrea Gerdes

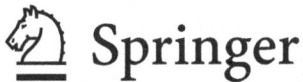 Springer

Francesco Tafuro
Hamburg

ISBN 978-3-642-29284-2   ISBN 978-3-642-29285-9 (eBook)
DOI 10.1007/978-3-642-29285-9

Die Deutsche Nationalbibliothek verzeichnet diese Publikation in der Deutschen Nationalbibliografie; detaillierte bibliografische Daten sind im Internet über http://dnb.d-nb.de abrufbar.

SpringerMedizin
© Springer-Verlag Berlin Heidelberg 2014

Planung: Hinrich Küster, Heidelberg
Projektmanagement: Kerstin Barton, Heidelberg
Lektorat: Angela Wirsig-Wolf, Wolfenbüttel
Projektkoordination: Eva Schoeler, Heidelberg
Umschlaggestaltung: deblik Berlin
Fotonachweis Umschlag: © thinkstockphotos.de
Herstellung: Crest Premedia Solutions (P) Ltd., Pune, India

Gedruckt auf säurefreiem und chlorfrei gebleichtem Papier

Springer Medizin ist Teil der Fachverlagsgruppe Springer Science+Business Media
www.springer.com

Inhaltsverzeichnis

Vorwort

Der Zahnarzt, der sich heute selbstständig macht und – egal in welcher Form – niederlässt, trägt eine große Verantwortung. Wenn auch viele Zahnärzte diesen Beruf primär aus medizinischen Gründen gewählt haben, so stellt eine Zahnarztpraxis doch auch ein Unternehmen dar, das in seiner Leistungserbringung und Form speziell ist. Dieses Buch liefert Ihnen praktisch erprobte Hilfen und Lösungen im Vorfeld der Gründung oder Übernahme einer Zahnarztpraxis, unabhängig von der gewählten Kooperationsform. Es kann sowohl in einem Stück gelesen wie aber auch als Nachschlagewerk genutzt werden.

- In Kapitel 1 geht es schwerpunktmäßig um die Persönlichkeit des Zahnarztes als selbstständiger Unternehmer in der Gründungsphase.
- Kapitel 2 widmet sich der Entscheidungsfindung zwischen den Möglichkeiten Neugründung oder Übernahme.
- Kapitel 3 befasst sich mit der Selbstständigkeit in einer Kooperationsform und den dafür erforderlichen Strukturen.
- Wie finanziere ich richtig? Was muss ich umsetzen, um meine Schulden begleichen und trotzdem sorgenfrei leben zu können? Antworten darauf finden Sie in Kapitel 4.
- Kapitel 5 stellt den großen Bereich Verhandlungen und Stressmanagement in den Mittelpunkt und gibt Praxistipps, wie Sie die Balance bewahren können.
- Praxismarketing ist in Kapitel 6 im Fokus. Das neue Verhältnis Arzt–Patient verlangt eine moderne Kommunikationspolitik.
- Meinungen von erfolgreichen Zahnärzten und Experten aus der Dentalbranche runden das Bild in Kapitel 7ab.
- Zum Abschluss macht Sie ein Glossar mit den wichtigsten betriebswirtschaftlichen Begriffen fit für die Verhandlung.

Das vorliegende Buch ist als Ratgeber gedacht für den Zahnarzt, der sich niederlassen möchte; aber auch für angehende Zahnärzte in eigener Praxis oder im Angestelltenverhältnis, Zahnmedizinstudenten, Ärzte in Ärztehäusern und ambulanten Kliniken, Professoren, Dozenten und Ausbilder zahnmedizinischer Berufe könnte es hilfreich sein.

Und sicher hilft es auch zahntechnischen Labormitarbeitern und -leitern, spezialisierten Steuerberatern, Rechtsanwälten und anderen Partnern, schnell einen Überblick über die Notwendigkeiten der Praxisführung zu erhalten.

Sollte trotzdem keine zufriedenstellende Lösung gefunden werden, die Ihre Ziele erreichbar macht, so haben Sie mit diesem Buch auch einen Beratungsgutschein über 150 € erworben. Mit diesem können Sie mit Tafuro & Team in einem Beratungs- oder Coachinggespräch in Hamburg Ihren zukünftigen Erfolg sicher gestalten.

Wir hoffen, Ihnen mit diesem Buch ein aktives Hilfsmittel an die Hand gegeben zu haben, und freuen uns auf Ihr Feedback.

Francesco Tafuro
Hamburg, im Frühjahr 2014

Danksagung

Vielen Dank Ihnen, liebe Leserin und lieber Leser, für den Erwerb dieses Buches und Ihr Interesse an einer erfolgreichen Gründung oder Übernahme einer Zahnarztpraxis. Wenn Sie die vielfältigen Möglichkeiten aus diesem Buch nutzen, ist dies sicher eine gute Grundlage für Ihre berufliche und private Zufriedenheit.

Gerne können Sie dieses Buch auch Ihren Kollegen, Lebens- und Dienstleistungspartnern weiterreichen oder empfehlen, um auch bei diesen den Unternehmergeist oder zumindest das Verständnis für Ihre vielfältigen Aufgaben zu stärken.

An dieser Stelle möchte ich auch allen danken, die das Erscheinen dieses Buches ermöglicht haben. Zu allererst sind da die vielen langjährigen, treuen Kunden und Kooperationspartner zu nennen, deren Beispiele und Anregungen wir hier verwenden. Einige finden Sie als Experten in diesem Buch, allen anderen sei an dieser Stelle für die kompetente und angenehme Zusammenarbeit gedankt.

Allen Mitarbeitern des Springer-Verlags gilt ebenfalls ein besonderer Dank, da dieses Buch ohne deren Hilfe nicht zustande gekommen wäre. Für ihre reichen Anregungen und Verbesserungen sei hier auch Sören Witt, Olaf Burzan und Dörte Kruse gedankt.

»Last but not least« möchte ich jenen danken, die ein Erscheinen dieses Buchs neben meiner Haupttätigkeit als Berater und Coach sicherstellten: meiner Frau Kathrin für ihre Geduld und ihre praktischen und konstruktiven Hilfen als erfolgreiche Zahnärztin, meinen beiden Töchtern Linea und Giulia für ihre Geduld, meiner weiteren Familie und meinen Freunden für das Tolerieren meiner zeitlichen Abstinenz. Dörte Kruse, Dr. Andrea Gerdes und Nicole Franzen sei zudem für ihre professionelle Unterstützung als Expertinnen und Kolleginnen gedankt.

Francesco »Franco« Tafuro
Hamburg, im Frühjahr 2014

Über den Autor

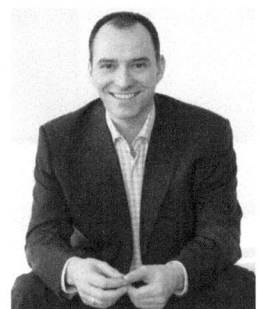

© Tafuro

Francesco Franco Tafuro ist seit 1994 in der Beratung und dem Training von Zahnarzt- und Arztpraxen tätig. Er gilt als einer der führenden Experten für erfolgreiche Praxisführung und Coaching in der (Dental-)Medizinbranche.

Der Betriebswirt diplomierte bei Prof. Lothar J. Seiwert und führte bereits früh als Geschäftsführer und Mitbegründer eine Praxismarketingagentur, die deutschlandweit auf Zahnärzte und Ärzte spezialisiert war. Er kann auf die praktischen Erfahrungen aus über 2000 Beratungen zurückgreifen. Bekannt aus vielen Beiträgen in der Fachpresse, wird in Seminaren und Vorträgen neben seinem breiten und fundierten Fachwissen besonders auch sein Humor geschätzt. Francesco Tafuro gründete 2007 gemeinsam mit Dörte Kruse in Hamburg die Coachingagentur Tafuro & Team – Coaching, Consulting & Controlling für Zahnärzte und Ärzte.

Der Zahnarzt als selbstständiger Unternehmer

Francesco Tafuro

Für viele Zahnärzte ist es ein Traum, für andere eine logische Konsequenz: die eigene Selbstständigkeit! Die eigene Praxis oder aber die Selbstständigkeit in einer Gemeinschaftspraxis wird verbunden mit hohen, wachsenden Gewinnen, Selbstverwirklichung und Umsetzung eigener Ideen und Konzepte.

Das Feedback von selbstständigen Zahnärzten nach 3–5 Jahren geht nach unseren Erfahrungen von »Ich bin jetzt mein eigener Chef« bis »Hätte ich das alles nur vorher gewusst«. Viele zahnärztliche Existenzgründer machen von Anfang an vieles oder zumindest das Wichtigste richtig. Andere erleben ein Erwachen in der Realität und fühlen sich von den verschiedenen Anforderungen schlichtweg überrollt.

■ **Von individuellen Zielen zur individuellen Praxis**

Wir erleben es häufig, dass die Existenzgründung trotz einer großen Anzahl an Unterstützern und Beratern falsch angegangen wird. Zu wenig Zeit wird investiert in die Analyse des Standorts oder in die Nachhaltigkeit des Liquiditätsplans. Zu selten sehen wir Zahnärzte, die sich Kenntnisse in der wirtschaftlichen Praxisführung in den Bereichen Betriebswirtschaft oder Abrechnung angeeignet haben. Zu oft wird versucht, Mitarbeiterinnen einzig »aus dem Bauch heraus« zu führen. Das nach der intensiven Anfangsphase fehlende Teamführungskonzept resultiert fast immer in Personalproblemen mit dem Gefühl »Ich habe nicht die richtigen Mitarbeiter« oder »Alles muss ich alleine machen«. Zudem kommen in den ersten Monaten dann oft Liquiditätsprobleme hinzu; überzogene Praxiskonten und der wachsende Verwaltungsaufwand rauben vielen die Freude am Beruf.

Die relativ »sorglosen« Zeiten einer Existenzgründung im Gesundheitsmarkt sind seit längerem vorbei. Die Branche hat sich sehr gewandelt und unterliegt wie alle anderen Branchen bestimmten Gesetzmäßigkeiten, welche komplexerer Natur sind und bedacht werden müssen.

Und trotzdem ist die eigene Zahnarztpraxis ein lohnenswertes Unterfangen. Die Lösung aller Probleme der späteren Selbstständigkeit sind von Beginn an feste und klare Ziele vor Augen. Der Existenzgründer muss schnell lernen, lösungs- und ergebnisorientiert zu denken.

Werden Sie sich deshalb über Ihre eigenen Ziele klar und schreiben Sie sich Ihre Antworten zu den folgenden Fragen gleich auf:

Ihre persönliche Zielplanung
1. Was wollen Sie in 5–10 Jahren erreicht haben?
   Welche Dinge sind Ihnen wichtig (sowohl materielle als auch immaterielle)?
2. Welche Wünsche möchten Sie sich erfüllen?
   – Einkommen, Besitz, Haus, Auto
   – Selbstverwirklichung, Lebensqualität
   – Erfahrungen, Erlebnisse, Reisen
   – Familie, Hobbys, Privates
3. Welches Image hätten Sie gerne für Ihre Praxis?
   Was würden Sie gerne in Ihrer Praxis verändert haben?
4. Wie kann Ihr Team Sie dabei unterstützen? Welche Bereiche würden Sie gerne delegieren?
5. Wie soll Ihre Praxis finanziell (Umsatz, Gewinn) aussehen in
   – 1 Jahr?
   – 2 Jahren?
   – 5 Jahren?
   – 10 Jahren?
6. Was ist Ihnen sonst noch wichtig?

1.1 Die persönliche medizinische Erfolgsstrategie in die Praxis integrieren

◘ Abb. 1.1 skizziert die einzelnen Phasen eines Praxislebenszyklus (Tafuro u. Franzen, 2012, *Unternehmen Zahnarztpraxis – die Bausteine des Erfolgs*). Für den Praxisgründer sind hierbei die ersten beiden Phasen interessant:

■ **Phase 1: Vorgründungsphase**
In dieser Phase stellen Medizinstudenten, Assistenz- und angestellte Zahnärzte bereits die Weichen für den späteren erfolgreichen Betrieb einer Praxis. Wichtig ist, dass sich der potenzielle Neugründer in

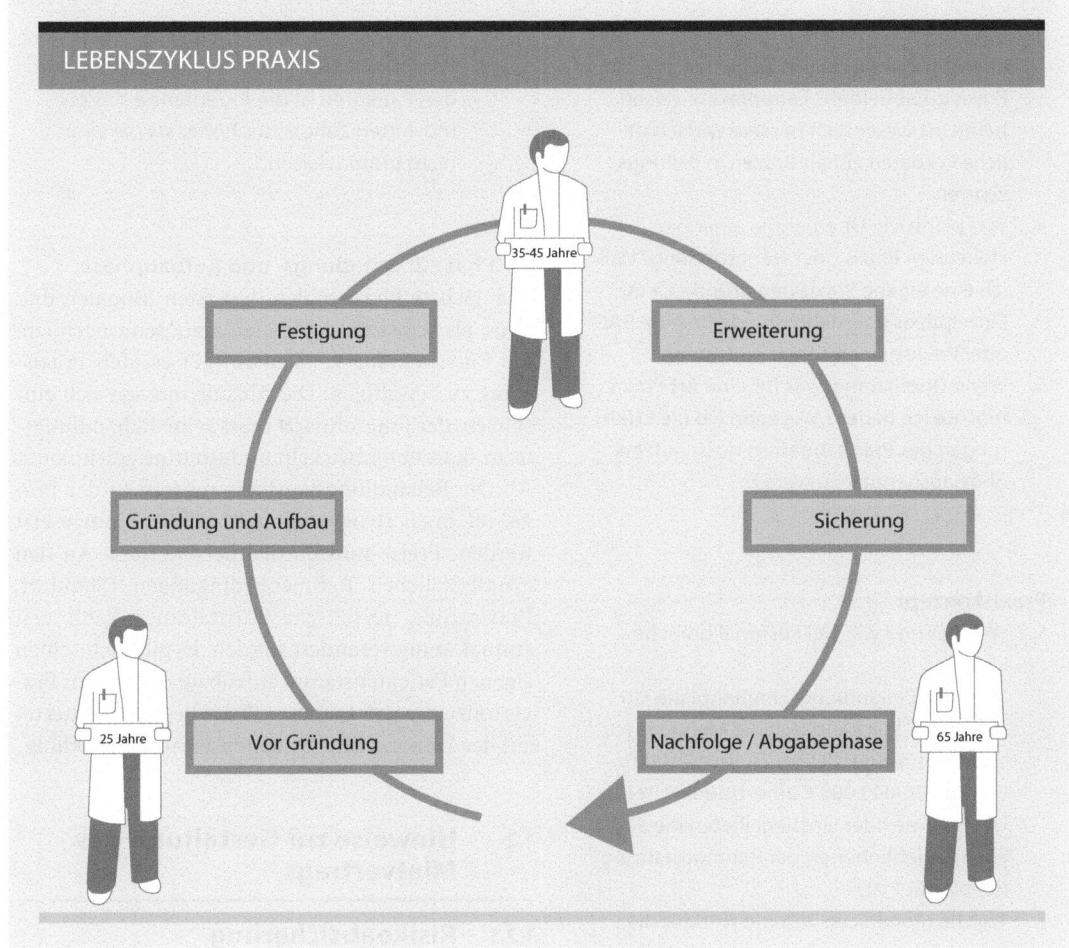

□ Abb. 1.1 Entwicklungsphasen einer Arztpraxis. (Aus Tafuro u. Franzen, 2012)

dieser Phase alles Wissen und Know-how aneignet, worauf es später ankommt, um ein kleines Unternehmen aufzubauen und zu entwickeln.

Auch wenn es für viele noch abstrakt wirkt: Je klarer Sie Ihre Praxis in dieser Phase bereits vor Ihren Augen haben, umso erfolgreicher ist deren Umsetzung. Es ist deshalb wichtig, dass sich der Neugründer oder auch der Übernehmer darüber klar wird, wie *seine* Praxis aussehen soll. In der Regel müssen Sie mindestens folgende Fragen für sich beantworten:

Praxistyp und Standort

1. Mache ich mich später wirklich selbstständig oder will ich im Angestellten-Status arbeiten?
2. Bin ich bereits der Typ für die Selbstständigkeit bzw. welche Fähigkeiten fehlen mir hierzu, z. B.
   - hohe Leistungsbereitschaft,
   - Ausdauer und Frustrationstoleranz,
   - Umgang mit Verlusten und Schulden,
   - Umgang mit Patienten,
   - Mitarbeiterführung?

3. Bin ich ggf. auch bereit, für meinen beruflichen Erfolg »aufs Land« zu ziehen, um eine Praxis zu betreiben? Landpraxen weisen heute oft wesentlich bessere wirtschaftliche Eckdaten auf als Praxen in Ballungszentren.

4. Was plane ich: Übernahme einer bestehenden Praxis oder Neugründung? Will ich eine eigene Praxis neu gründen, eine Einzelpraxis übernehmen oder in eine BAG oder Praxisgemeinschaft eintreten?

5. Wenn Übernahme, was für eine Art Praxis möchte ich haben? Wie kann ich die Erfahrungen des Praxisabgebers noch nutzen, ohne ausgenutzt zu werden?

Praxiskonzept

1. Welches und wie viel Personal brauche ich?

2. Wie viele Behandlungszimmer plane ich zum Start? Wie kann sich die Mehrinvestition in ein zusätzliches Zimmer in Höhe von 80.000–140.000 € amortisieren? Bei Übernahme oder Einstieg: Bieten die aktuellen Gegebenheiten der Raumgestaltung mir hierfür Platz?

3. Welche monatliche Summe wird für die Lebensführung des Arztes benötigt? Kann realistisch davon ausgegangen werden, dass diese Erwartung mit der gewünschten Form der Selbstständigkeit erfüllt wird?

4. Bin ich fit in den Grundlagen der Zahnmedizin? Wo muss ich hier noch Fortbildungen belegen?

5. Welche Privat- oder außervertraglichen Leistungen will ich anbieten?

6. Warum sollen Patienten ausgerechnet zu mir kommen und wie schaffe ich es, diese dann zu halten?

7. Wie stelle ich mich mit wirtschaftlicher Kompetenz auf? Wie werde ich Unternehmer, um Einnahmen und Ausgaben realistisch zu planen? Wer unterstützt mich dabei?

8. Wenn Sie noch nicht promoviert haben: Will ich dies noch tun? Wenn ja: wann? Bei den Patienten ist die Akzeptanz eines promovierten Zahnarztes höher als die eines nicht promovierten.

■ **Phase 2: Gründungs- und Aufbauphase**

Die nächste Phase bilden die ersten Monaten und Jahre als selbstständiger Zahnarzt, denn nachdem die Entscheidung gefallen ist, gilt es, den Praxisalltag zu bewältigen. Die Abläufe müssen sich einspielen, der Jungzahnarzt muss seine Behandlungstechnik weiterentwickeln und Routine gewinnen.

Die Behandlungskonzepte müssen in der Praxis oft noch strukturiert und effizient umgesetzt werden, Preise müssen definiert werden. An den grundsätzlichen Rahmenbedingungen (Standort, Praxisgröße, technische Ausstattung) kann erst einmal wenig verändert werden. Es gilt, sich seinen eigenen Patientenstamm aufzubauen, der zum Praxiskonzept passt. In dieser Phase liegt der Fokus oft auf der Umsatz- und Patientenstammentwicklung.

1.2 Hinweise zur Gestaltung des Mietvertrags

1.2.1 Risikoabsicherung

Eine wichtige Komponente im Vorfeld einer Existenzgründung ist nach der Konzeption der Finanzierung die genaue Prüfung und Begutachtung des Mietvertrags. Dieser ist –wie der Kooperationsvertrag – ein wichtiger, sogar existenzieller Vertrag, der deshalb von einem auf Medizinrecht spezialisierten Rechtsanwalt geprüft werden sollte.

Existenziell ist dieser Vertrag deshalb für den Zahnarzt, weil seine Praxis und auch konkret seine Investitionen meist an den Standort gebunden sind. Der Zahnarzt hat sich mit seinen Investitionen ganz bewusst für eine bestimmte Lage und Nähe zu einer Patientenklientel entschieden. Bereits zu diesem Zeitpunkt sollte der Mietvertrag so gestaltet sein, dass der Praxisinhaber durch verschiedene Optionen die Möglichkeit hat, seine Praxis und somit seinen Standort an einen späteren Übernehmer weiterzugeben.

Zu den Aufgaben im Vorfeld des Mietvertragsabschlusses gehört es auch, dass der Vermieter prüft, ob die vermieteten Praxisräume aufgrund öffentlicher Vorschriften und Genehmigungen für den Praxisbetrieb wirklich genutzt werden dürfen. Die verschiedenen Behörden haben mittlerweile immer strengere Vorschriften, u. a. zum Brandschutz, weshalb diese im Vorfeld genau geprüft werden müssen. Die Nutzungserlaubnis ist in jedem Fall ein wesentlicher Bestandteil des Vertrags; aus ihr muss ausdrücklich hervorgehen, dass ein Praxisberater geprüft hat, dass z. B. eine ehemals als Wohnraum genutzte Fläche nun in eine Zahnarztpraxis bzw. Praxisräume verändert und dies genehmigt wurde.

Daneben gibt es öffentliche Vorschriften, denen sich Zahnarztpraxen zu stellen haben. Hierzu zählt eine notwendige Anzahl von Stellplätzen, die vorhanden oder angemietet sein müssen. Daneben bestehen detaillierte Vorgaben im Rahmen des vorbeugenden Brandschutzes – u. a. zu den baulichen Maßnahmen (z. B. Höhe der Räume, Qualität der Außentüren) – sowie zu Fragen der Beleuchtung, des Lärmschutzes, der Bewegungsfläche am Arbeitsplatz und der Lüftung der Pausenräume, Umkleide- und Toilettenräume. Neue Hygienevorschriften beziehen sich zudem auf den Auf- und Ausbau des Sterilisationsraums. Auch wenn bei der Übernahme von Praxen viele Ausnahmen möglich sind, so ist dennoch alles vorher zu prüfen und dem übernehmenden Zahnarzt vom Vermieter idealerweise schriftlich zu bestätigen.

1.2.2 Mietkonditionen

Gerade die Formulierung der Mietkonditionen verlangt die Einbeziehung eines spezialisierten Anwalts, damit hier die notwendigen Optionen sichergestellt werden können. Nimmt der Vermieter aufgrund des Neubezugs einen größeren Umbau vor, so sollte mit konkretem Datum festgehalten werden, ab wann die Räume zu beziehen sind und ab welchem Zeitraum Sie konkret ihre Praxistätigkeit aufnehmen können. Eine Schadensersatzpflicht des Vermieters sollte in diesem Fall vereinbart werden,

um den Start in die Selbstständigkeit nicht zu erschweren. Dies hat insbesondere bei Neubauten oder komplizierteren Umbauten eine große Bedeutung, gibt der Betriebsmittelkredit doch in den meisten Fällen wenig Luft, eine Verzögerung von 4–6 Wochen vorzufinanzieren.

Mietdauer Für die erste Periode werden bei der Mietdauer meist 10 Jahre vereinbart, denen dann Verlängerungsoptionen folgen. Die nachfolgenden Optionsrechte beziehen sich in der Regel auf Fünf-Jahres-Rhythmen, die vom Zahnarzt als Option nacheinander ausgeübt werden können. Achten Sie in Ihrem Mietvertrag darauf, dass dies ausdrücklich vereinbart ist, da ohne Option der Mietvertrag ansonsten nach 10 Jahren automatisch ausläuft und neue Verhandlungen mit dem Vermieter anstehen.

Mietzins Die Höhe des Mietzinses ist natürlich ein weiterer wichtiger Aspekt. Viele Installationen und Umbauarbeiten werden vom Vermieter aufgrund der langen Mietdauer gerne übernommen. Achten Sie darauf, dass der Basismietzins mit den ortsüblichen Mieten bei ähnlichen Objekten im gleichen Stockwerk und bei ähnlicher Anbindung vergleichbar ist. Machen Sie sich des Weiteren bewusst, dass der Vermieter nach 5–6 Jahren die meisten Umbaukosten finanziert hat. Bei Verhandlungen gilt es, nicht zu großzügig zu sein, denn selbst 1–2 € Unterschied pro Quadratmeter summieren sich bei den üblichen Praxisflächen von 140–160 Quadratmetern und einer Mietdauer von 20–25 Jahren zu einem erheblichen Betrag.

Nebenkosten Ebenfalls sollten Sie mit Ihrem Rechtsbeistand prüfen, wie der Schlüssel für die Aufteilung von Heiz- und Warmwasserkosten sowie der sog. Nebenkosten beschaffen ist. Gerade Aufzüge und umfangreiche Außenanlagen sorgen immer wieder für größere Nachzahlungen.

Kaution Üblich im Gewerbebereich ist eine Kaution von 2,5–3 Nettomieten. Die Kaution wird entweder auf ein separates Konto oder in Form einer Bankbürgschaft (Avalkredit) als Sicherheit hinterlegt. Die Kosten für den Avalkredit sind natürlich abzugsfähige Praxiskosten.

Mieterhöhung Im Rahmen der Mietanpassungsklauseln hat sich in den letzten Jahren einiges getan. Achten Sie hier beim Mietvertrag darauf, ab wann und unter welchen Bedingungen eine Mieterhöhung möglich ist, damit Ihre Praxistätigkeit auch auf Dauer mit einer akzeptablen Belastung einhergeht.

Umbauten und Instandhaltungen Wichtig ist des Weiteren, zu prüfen, ob der Mietvertrag eine Klausel hinsichtlich Umbau und Instandhaltung beinhaltet. Dabei geht es v. a. darum zu prüfen, ob bei Auszug die Praxisräume in den ursprünglichen Zustand zurückversetzt werden müssen und ob die vorgenommenen Einbauten automatisch in das Eigentum desjenigen übergehen, der die Räume vermietet.

Praxisschild Der Mietvertrag sollte aufnehmen, dass der Zahnarzt berechtigt ist, ein Praxisschild an der Hauswand und im Treppenhaus anzubringen. Zudem sollte vereinbart werden, dass bei einem Beenden des Mietverhältnisses das Praxisschild noch 6 weitere Monate aushängen darf.

Aufnahme weiterer Zahnärzte Viele Mietverträge berücksichtigen nicht, dass sich im Falle der Aufnahme eines weiteren Zahnarztes in die Praxis das Mietverhältnis rechtlich ändert. Es sollte daher festgehalten werden, dass der Zahnarzt nach vorheriger Mitteilung an den Vermieter einen oder mehrere Partner in seine Praxis aufnehmen darf.

Reparaturen Der Mieter wird immer zur Durchführung von kleinen Reparaturen verpflichtet. Diese betreffen das Tapezieren, das Anstreichen der Wände und Türen sowie der Heizkörper. Alle sonstigen Instandhaltungsarbeiten, insbesondere des Außenbereichs, sollten dem Vermieter obliegen. Fertigen Sie bei Bezug der Räume unbedingt ein penibles Übergabeprotokoll an, um den Zustand der einzelnen Praxisräume zu überblicken und festzuhalten.

Kündigung Die Kündigung von Räumen ist natürlich ein heikles Thema; eine diesbezügliche Klausel erweist sich jedoch bei vielen stark wachsenden Praxen als ein wichtiger Punkt. Empfeh-

lenswert sind grundsätzlich Kündigungsfristen von mindestens 6 Monaten zum Ende der z. B. 10-jährigen Grundmietzeit bzw. zum Ende der verlängerten Option.

Nachfolgeregelung Wichtig und im Mietvertrag unbedingt aufzuführen ist die sog. Nachfolgeregelung. Die Auswahl eines aus Zahnarztsicht geeigneten Übernehmers sollte beim Verkauf der Praxis nicht am Vermieter bzw. einer im Mietvertrag vorgesehenen Zustimmung scheitern. Üblich ist in diesem Fall, dass der Praxisübernehmer vom Praxisabgeber ausgewählt wird und den Mietvertrag zu gleichen Konditionen übernehmen kann.

Konkurrenzklausel Natürlich sollte beim Mietvertrag darauf geachtet werden, dass es eine Konkurrenzklausel gibt, sodass innerhalb desselben Hauses bzw. Objekts kein weiterer Zahnarzt Räume anmieten kann. Dies scheint abwegig, ist jedoch in vielen Fällen eingetreten und hat die Praxis damit nicht unerheblich im Wert gemindert.

Neugründung oder Übernahme einer Praxis

Francesco Tafuro

2.1 Die Entscheidung: Übernahme versus Neugründung einer Praxis

Früher gab es meist eher in unterversorgten Gebieten Neugründungen, während der größte Teil der Zahnärzte die Übernahme einer Praxis bevorzugte, weil dies eine bessere Anlaufphase in den ersten beiden Jahren sicherstellte. Das Investitionsverhalten der Zahnärzte hat sich jedoch verändert, wobei sich klare Verhaltensmuster erkennen lassen.

Der Informationsdienst des Instituts der Deutschen Zahnärzte (▶ www.idz-koeln.de) veröffentlicht jährlich eine Untersuchung, die das Existenzgründungsverhalten im Rahmen eines Investmonitors darstellt. Seit 1984 wird so das Investitionsverhalten analysiert und bewertet, was den Existenzgründer u. a. in folgenden Bereichen interessieren sollte:

- **Investitionen**
- Das Gesamtinvestitionsvolumen bei der Praxisübernahme (◘ Abb. 2.1) hat sich zwischen 2006 und 2010 von 246.000 € auf 306.000 € erhöht (+60.000 €). Davon entfielen 66.000 € auf den »Good-Will«, 62.000 € auf den Betriebsmittelkredit.
- Bei der Neugründung gab es ebenfalls eine Erhöhung der Gesamtinvestitionen (◘ Abb. 2.1), hier von 316.000 € in 2006 auf 400.000 € in 2010. Die absoluten Zahlen zeigen, dass die Neugründung im Durchschnitt höhere Investitionen nach sich zieht als die Übernahme. Davon entfielen auf Praxisinvestitionen 323.000 €, auf den Betriebsmittelkredit 77.000 €.

- **Gründungsform**
Während die Übernahme einer Einzelpraxis weiterhin die vorherrschende Gründungsform ist, stellte die Neugründung einer Einzelpraxis in den letzten Jahren die seltenste Form dar (◘ Tab. 2.1).

Die Übernahme einer Praxis war auch in 2011 wieder die beliebteste Gründungsform. Die Vorteile einer individuellen Praxisführung in Kombination mit einem vorhandenen Patientenstamm und dem damit meist verbundenen geringeren wirtschaftlichen Risiko sind hier starke Argumente.

- **Geschlechterverteilung**
Ebenfalls interessant ist das Investitionsverhalten von Existenzgründern bei Betrachtung der Geschlechterverteilung in 2011:
- Alte Bundesländer: 58% der Existenzgründungen wurden von Männern und 42% von Frauen realisiert.
- Neue Bundesländer: 50% der Existenzgründer waren Männer, ebenso viele waren Frauen.

- **Praxislage**
Bemerkenswert sind bei den Existenzgründungen auch Informationen zur Praxislage. In den alten Bundesländern zeigte sich 2011 folgendes Bild:
- 24% aller Existenzgründer wählten die Großstadt, 23% die Mittelstadt, 33% die Kleinstadt und 20% das Land.
- In den neuen Bundesländern stellte sich dies wie folgt dar: Die Großstadt wurde in 7% der Fälle gewählt, die Mittelstadt in 34%, die Kleinstadt in 32%, das Land in 27%.

Diese Verteilung zeigt, dass zahnärztliche Existenzgründungen in der Kleinstadt bevorzugt werden. Darüber hinaus haben die Berufsausübungsgemeinschaften in mittelstädtischen Lagen um 8 Prozentpunkte von 47% auf 39% abgenommen (s. auch ◘ Tab. 2.2).

- **Argumente für Neugründung oder Übernahme**
Wie aus ◘ Tab. 2.1 ersichtlich, ist die Praxisübernahme immer noch die am stärksten gesuchte Existenzgründungsform. Dennoch gibt es viele Argumente für eine Neugründung, die erfolgreiche Existenzgründer uns in zahlreichen Gesprächen genannt haben (◘ Tab. 2.3 und ◘ Tab. 2.4).

Der Praxisgründer muss für sich selbst individuell abwägen, wofür er Investitionen tätigen will. Je risikofreudiger Sie sind, je individueller Ihre Praxis und je spezialisierter Ihr Konzept ist, desto eher können Sie eine Neugründung vornehmen. In größeren Städten mit hoher Versorgungsdichte benötigen Sie ein sehr gutes Konzept und Durchhaltevermögen bei der Neugründung, während Sie bei der Übernahme auf Vergangenheitswerte zurückgreifen können.

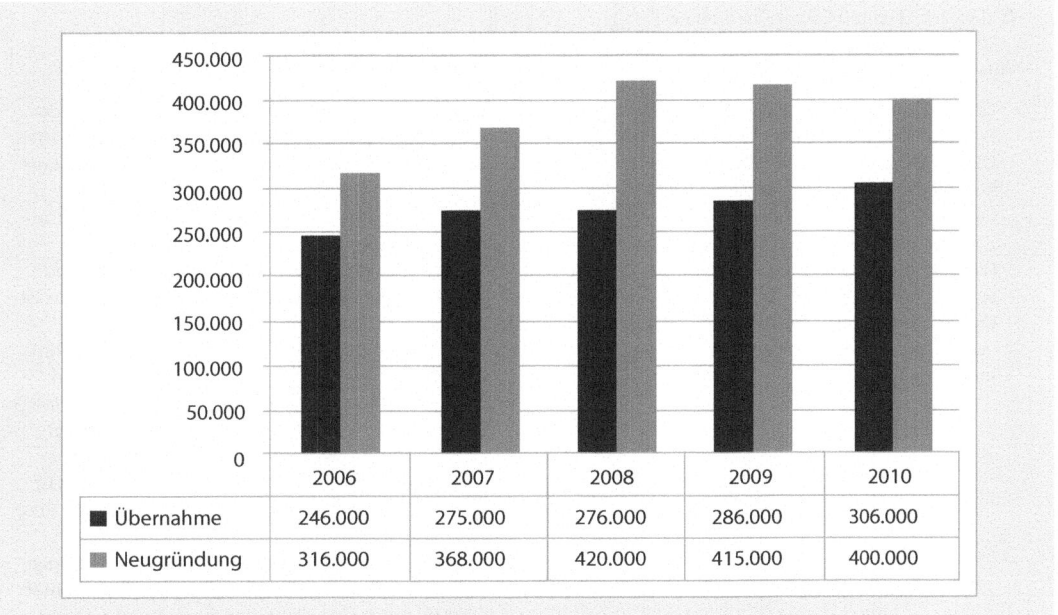

Abb. 2.1   Gesamtinvestitionsvolumen für Neugründung und Übernahme bei der Einzelpraxis zwischen 2006 und 2010

Tab. 2.1   Art der Existenzgründung (Daten aus 2011, ▶ www.idz-koeln.de)

Existenzgründungsform	Häufigkeit	
	Alte Bundesländer	Neue Bundesländer
Übernahme Einzelpraxis	52%	52%
Berufsausübungsgemeinschaft	34%	14%
Neugründung Einzelpraxis	14	34

Tab. 2.2   Art der Existenzgründung nach Praxislage in 2011 (alte Bundesländer)

Lage	Neugründung Einzelpraxis	Übernahme Einzelpraxis	Berufsausübungsgemeinschaft
Großstadt	15%	50%	35%
Mittelstadt	12%	49%	39%
Land	11%	59%	30%

2.2 Der Praxiswert

Wenn es um den Kauf oder Verkauf einer Zahnarztpraxis geht, gibt es für Verkäufer und Käufer
eine zentrale Frage: Was ist die Praxis objektiv wert?
Der Wunsch nach einem Verfahren, das einen für

beide Seiten akzeptablen Preis ermittelt, ist deshalb
verständlich. So viel sei schon vorweg gesagt: Ein
objektives und einheitliches Verfahren der Praxiswertermittlung gibt es jedoch nicht.

In unseren Beratungen mussten wir feststellen,
dass die Erwartungen von abgebendem Praxisbe-

◨ **Tab. 2.3**   Pro und Contra Übernahme

Vorteile Übernahme	Nachteile Übernahme
– Es ist ein Patientenstamm vorhanden, der an die Praxis gebunden ist. – Die zahnärztlichen Installationen sind vorhanden und können direkt genutzt werden. – Oft sind zuzahlungspflichtige Leistungen im Bereich Zahnersatz bereits beim Patientenstamm eingeführt. – Die vorhandene Einrichtung ist integriert. Es kann sofort behandelt werden. – Die Finanzierung bei der Bank kann auf Basis von Zahlen aus vergangenen Jahren realistischer berechnet werden.	– 30% Patientenverlust ist realistisch. Dies muss bei der Fallzahl bzw. bei der Planung mit eingerechnet werden. – Die Patienten müssen sukzessive an das Behandlungskonzept des Übernehmers hinsichtlich Privat- und Zusatzleistungen gewöhnt werden, damit es nicht zu einem radikalen Schnitt kommt. – Oft sind die Praxisräume nicht modern oder ergonomisch ausgerichtet. Die Gestaltung der Praxisräume ist meist anders, als gewünscht. – Viele Abgeberpraxen haben noch kleine Sterilisationsräume zur Aufbereitung der Instrumente. Hier wird dann auch oft nur ungenügend zwischen dem »reinen« und »unreinen« Bereich getrennt. Häufig finden sich lange Laufwege zwischen Wartebereich, Behandlungszimmer und dem Röntgenbereich. Die Praxis ist zudem selten barrierefrei für gehbehinderte oder ältere Patienten konzipiert. – Das vorhandene Personal muss übernommen werden. Dies kann ein Vorteil sein, jedoch sollte auch beachtet werden, welche Mitarbeiterinnen eventuell in Mutterschutz sind oder aufgrund von Krankheiten aktuell nicht erwerbsfähig sind. – Der Mietvertrag muss angepasst werden. Die Laufzeiten mit Optionen müssen erweitert und Nutzungsänderungen, z. B. für eine Kooperationsform, ergänzt werden.

◨ **Tab. 2.4**   Pro und Contra Neugründung

Vorteile Praxisneugründung	Nachteile Praxisneugründung
– Es gibt die Möglichkeit, einen eigenen Patientenstamm aufzubauen. – Der Praxisgrundriss und die Einteilung der Räume sind nahezu frei planbar. – Der Praxisinhaber kann Anzahl und Typ der Mitarbeiter frei wählen. Aufgrund des »Pioniergeistes« in einer neuen Praxis ist unter den Mitarbeitern meist eine hohe Motivation spürbar. – Der Praxisstandort kann nach dem persönlichen Lebensbedürfnis frei gewählt werden. – Ein Umzug in ländlichere Gebiete ist möglich, wo niedrigere Mieten und meist eine höhere Anzahl an Patienten je Zahnarzt vorhanden sind.	– Der Patientenstamm wird meist ohne richtige Substanz aufgebaut. – Die wirtschaftliche Planung ist schwierig, da es wenig konkrete Erfahrungswerte gibt. Die Analyse des Standorts ist deswegen substanziell. – Schwierigere Finanzierungssituation bei vielen Banken bei geringem Eigenkapital oder wenigen Sicherheiten.

sitzer und potenziellem Praxiskäufer oft gewaltig sind. Für beide Seiten geht es um die bestmögliche Verhandlungsposition, denn der Abgeber verkauft gewissermaßen seine zahnärztliche Vergangenheit und somit einen Teil seiner Altersvorsorge, der Übernehmer kauft möglicherweise seine Zukunft. Dies ist der Grund, weshalb in vielen Fällen neutrale Moderatoren dem Verkaufsgespräch beiwohnen. Und ein Fakt lässt sich nicht verleugnen: Der Praxiswert bestimmt sich letztlich durch Angebot und Nachfrage.

■ **Gesetzliche Regelung**
Immer noch gilt: Nur für die Erbschaft- und Schenkungsteuer gibt es gesetzliche Bestimmungen zur Berechnung eines Praxiswerts. Ansonsten hat der Gesetzgeber lediglich in §103 Abs. 4 SGB V verankert, dass der Verkehrswert nicht überschritten werden darf (Deutsches Ärzteblatt, Jg. 105, Heft 51–52, 22. Dezember 2008, S. 278–280).

■ **Ärztekammermethode**
Bei der Bestimmung des Werts einer Zahnarztpraxis wird in den meisten Fällen auf die sog. Ärztekammermethode zurückgegriffen (■ Abb. 2.2). Diese wurde in ihrer letzten Fassung im Jahr 1987 von Juristen der Ärztekammer und Vertretern der Kassenärztlichen Vereinigungen erarbeitet und als »Hinweis zur Bewertung von Arztpraxen« bezeichnet. Die Methode geht von der Annahme aus, dass eine Fortführung der Praxis von den materiellen und immateriellen Werten her möglich ist. Sie ist daher »vergangenheitsbezogen« und wird auch deshalb in der Diskussion von vielen Selbstständigen z. T. harsch kritisiert. Trotzdem hat sie Verbreitung gefunden, da sie systematisch und auch einfach anzuwenden ist.

Die Gefahr liegt jedoch auf der Hand: Das Ergebnis sind viele selbst vorgenommene und geschönte Bewertungen, wobei der Fehler oft im Detail steckt. Neuerungen im Rahmen dieser Praxiswertermittlung waren notwendig, und alle Experten waren sich einig, dass es zentral sei, den Praxiswert statt am Umsatz nun am Ertrag einer Praxis zu orientieren. Grundsätzlich aber bleibt die Struktur der Ärztekammermethode bestehen.

Materieller Wert (Substanzwert) Der Substanzwert besteht aus den im Anlageverzeichnis der Gewinn-und-Verlust-Rechnung einer Zahnarztpraxis aufgeführten Geräten, Instrumenten, Materialien sowie den medizinisch-technischen Geräten und den Ein- und Umbauten.

> Materieller Wert (Substanzwert)
> + Immaterieller Wert (»Good-Will«)
> = **Praxis-Gesamtwert**

◘ Abb. 2.2 Zusammensetzung Praxiswert

Immaterieller Wert (Goodwill) Mit dem »Goodwill« ist der ideelle Wert einer Zahnarztpraxis gemeint. Er fußt auf der Annahme, dass der Praxisübernehmer eine eingeführte Praxis mit einem Patienten- und ggf. Überweiserstamm wirtschaftlich erfolgreich weiterführen kann. Die Aktualisierungen bei der Ärztekammermethode beziehen sich v. a. auf den Goodwill. Während man in der Vergangenheit bei der Bewertung des immateriellen Werts die Praxisumsätze der letzten 3 Jahre summiert hatte und dann daraus das arithmetische Mittel gebildet hat, von dieser Summe der kalkulatorische Arztlohn abgezogen wurde und der so errechnete Wert durch 3 geteilt wurde, gab es gemäß der aktuellen Anpassung einige Veränderungen. Wertbeeinflussende Faktoren wie die Qualität der Praxislage, die Ärztedichte vor Ort, ein Qualitätsmanagement, die Berufsausübungsdauer des abgebenden Zahnarztes sowie auch sein Tätigkeitsumfang können demnach den Goodwill um bis zu 20% erhöhen.

2.2.1 Bewertungsbeispiele

Damit der Existenzgründer die große im Umlauf befindliche Anzahl von Bewertungsmethoden differenziert beurteilen kann, wollen wir anhand von 2 Beispielen einige Unterschiede kurz betrachten, auch wenn deutlich wird, dass es nicht *eine* einzig richtige Methode gibt.

■ **Beispiel 1**
Die Berechnung des immateriellen Werts geht aus ◘ Tab. 2.5 hervor. Alle Werte beziehen sich auf Informationen aus den Jahrbüchern der Kassenzahnärztlichen Bundesvereinigung (KZBV) aus den Jahren 2006–2008.

◘ **Tab. 2.5** Berechnung des immaterieller Werts einer Einzelpraxis in den neuen Bundesländern

Jahr	Umsatz, Durch-schnittswert in Euro
2006	355.000
2005	348.000
2004	376.000
Arithmetisches Mittel aus 3 Umsätzen:	**360.000**
– kalkulatorisches Gehalt:	76.000
= bereinigter Umsatz:	284.000
Immaterieller Wert (»Bereinigter Umsatz«/3)	**94.667**

Aus diesem Beispiel wird bereits ersichtlich, dass sich der Umsatz lediglich an der Vergangenheit orientiert. Zudem sind zukünftige oder zurückliegende Kosten und Gewinne nicht berücksichtigt, nur der reine Umsatz wird in den Mittelpunkt gestellt. Ebenso ist es strittig, inwiefern die Aufteilung allein nach Jahren zu erfolgen hat. In den neuen Richtlinien sollte nun darauf geachtet werden, dass die Bewertung des Goodwills auch die Praxiskosten berücksichtigt.

- **Beispiel 2**

Hier wurden folgende Umsatzberichtigungen vorgenommen:
- Bei dem übertragbaren Umsatz werden nur dem Praxisinhaber zurechenbare Umsätze wie z. B. Gutachtertätigkeiten gekürzt.
- Ebenfalls werden die Miet- und Zinserträge aus den Umsätzen eliminiert.
- Bei den durchschnittlich übertragbaren Kosten wurden die Mietzahlungen für Praxisräume aufgenommen.
- Kalkulatorische Kosten wie Abschreibungen oder Finanzierungskosten, zu hohe bzw. zu niedrige Gehaltszahlungen wurden ebenfalls berücksichtigt.
- Beim Zahnarztgehalt wurde der Ausgangswert für 2008 von Facharztgehältern im Kranken-

◘ **Tab. 2.6**   Berechnung des Praxiswerts

Materieller Wert (Substanzwert):	47.000 €
Immaterieller Wert (Goodwill):	76.000 €
Gesamter Praxiswert:	**123.000 €**

haus berücksichtigt (76.000 €). Es gilt hier zu beachten, dass erst ab einem übertragbaren Umsatz von 240.000 € das volle Facharztgehalt im Krankenhaus angesetzt werden kann..

- ▪ **Berechnungsweg**
- Als Prognosefaktor werden 2 Jahre pauschal veranschlagt.
- Einberechnet werden wertbeeinflussende Faktoren, die den Praxiswert (immaterieller Wert) um plus/minus 20% verändern können.
- Zu berücksichtigen sind Ortslage der Praxis und Arztdichte, Dauer der Berufsausübung, Qualitätsmanagement, Praxisstruktur.

Es ergibt sich nach diesen Fakten eine in ◘ Tab. 2.6 dargestellte Berechnung des Praxiswerts.

- **Modifiziertes Ertragswertverfahren**

Es ist aus dem zweiten Beispiel klar zu erkennen, dass alle Praxen, die von den statistischen Durchschnittswerten abweichen, mit deutlichen Verzerrungen bei der Praxiswertermittlung rechnen müssen. Die wertbeeinflussenden Faktoren stellen letztlich keine objektive Grundlage dar, sondern entsprechen dem Spielraum der Verhandlung zwischen Abgeber und Übernehmer. Da sich hier jedoch ein nicht unwesentlicher Mehr- oder Minderwert von einzelnen Praxen spiegelt, sollte eine Verhandlung in jedem Fall professionell moderiert werden.

Insgesamt zeigt auch die aktuellere Ärztekammermethode gravierenden Interpretationsspielraum, weshalb nur ein modifiziertes Ertragswertverfahren präzisere Ergebnisse bezüglich des Praxiswerts ermitteln wird. Ursprünglich wurde das reine Ertragswertverfahren für große Unternehmen entwickelt. Es stellt auf nachhaltig erzielbare

Erträge eines Unternehmens bzw. einer Praxis ab, die nach Bereinigung um verschiedene Einflussfaktoren den Gesamtwert eines Unternehmens, also Goodwill und Sachwert, darstellen.

Im modifizierten Ertragswertverfahren werden einzelne Merkmale zusätzlich berücksichtigt. Hier findet ein nachhaltiger und übertragbarer zukünftiger Praxisertrag bzw. Gewinn ebenso Eingang wie eine komplette Praxisanalyse. Das Sachvermögen soll individuell bestimmt werden und fiktive Arztgehälter sollen berücksichtigt werden. Dieses Rechenverfahren wirkt zwar unübersichtlich, hat jedoch den Vorteil, dass es die wichtige Praxisanalyse mit einer Zukunftsprognose verbindet.

2.3 Die Wahl des geeigneten Praxisstandorts

Die Standortwahl ist eine Entscheidung, die vom Zahnarzt meist für ein ganzes Praxisleben getroffen wird. Häufig wird diese (dem Mantra vieler Berater folgend, die 3 wichtigsten Kriterien für den Praxiserfolg seien 1. Standort, 2. Standort, 3. Standort) zu sehr nach emotionalen Kriterien getroffen. Insgesamt sollte bei der Standortwahl eher das im Folgenden Aufgeführte berücksichtigt werden.

Zunächst sollten Sie bei diesen Überlegungen auch Ihre zuständige KZV mit einbinden. Diese weiß, wo zunehmender Bedarf an Praxen bzw. an Zahnärzten besteht. Die Konkurrenzsituation ist also von Ihrer KZV perfekt zu erfassen, die Bedarfskennzahlen sind ihr bekannt. Zudem können Sie hier weitere Informationen erhalten, wie z. B. über die den Standort betreffenden Notwendigkeiten, das medizinische Umfeld (Notdienstorganisation, Urlaubsvertretungen) oder auch die Infrastruktur des Gebiets (Geschäfte, Pendlervolumen). Die Qualität dieses Standorts ist wesentlich für Ihre Praxiszukunft, auch wenn dies nicht den alleinig wichtigen Faktor darstellen sollte.

In Bezug auf den Standort sollten folgende Fragen Berücksichtigung finden:

- **Region**
  - Wie hoch ist die Bevölkerungszahl im Umfeld?
  - Wie ist deren Alters- und Einkommensverteilung im Vergleich?
  - Wie sehr ist die Region gewachsen bzw. wächst die Region?
  - Ist die Ausweisung neuer Baugebiete geplant?
  - Wie stabil ist Infrastruktur?
  - Wie zukunftssicher ist die Anbindung an die nächstgelegene Region?
  - Welche Geschäfte befinden sich noch in unmittelbarer Nähe?
  - Wie viele Mitbewerber finden sich im Umkreis von 5–10 km? Wie viele Zahnärzte arbeiten in den einzelnen Praxen? Welche Öffnungszeiten haben die Praxen? Welche Besonderheiten bietet deren Leistungsspektrum? Wie ist deren Onlineauftritt gestaltet (Website, Bewertungsportale, App o. Ä.)

- **Objektwahl**

In ▶ Kap. 1 wird der Mietvertrag näher beleuchtet. Die darin geregelten Aspekte tangieren die Objektwahl direkt. Daneben sind folgende Punkte wichtig:
  - Wie ist die Lage des Objekts?
  - Gibt es genügend Parkplätze?
  - Ist der Zugang barrierefrei?
  - Gibt es Expansionsmöglichkeiten bzw. können Sie sich z. B. ein Vormietrecht sichern?
  - Gibt es weitere Mieter im Haus?
  - Praxisplanung und -gestaltung:
    - Gibt es Möglichkeiten zur Einrichtung eines Beratungszimmers?
    - Wie groß ist Ihr Büro?
    - Gibt es hier bereits Möglichkeiten, in Zukunft ggf. auch Ihre Kinder vor Ort zu betreuen?

- **Persönliche Faktoren**
  - Wie wichtig ist Ihnen das Kultur-, Freizeit-, Sportangebot?
  - Inwiefern können Sie sich mit der Landschaft in der Region anfreunden?
  - Einen großen Vorteil haben Sie, wenn Sie an Ihrem Standort verwurzelt sind. Bekanntheit und Vertrautheit sind für viele Patienten bei der Wahl des Zahnarztes immer noch ein Argument. Falls diese »Wurzeln« nicht

vorhanden sein sollten, sollten Sie sich frühzeitig damit auseinander setzen, welches Engagement im privaten Bereich (z. B. Verein oder Schule) für Sie in Frage kommen würde.

— Wie gut ist der Praxisstandort mit Kindergärten, Schulen etc. ausgestattet?
— Wie sind die Wohnmöglichkeiten bzw. sind diese für Sie akzeptabel?

2.4   Räumliche Praxisplanung und Gestaltung

Während es bei der Praxisübernahme meist vorgegebene Bereiche und Zimmer gibt, deren Schwerpunkte die meisten Übernehmer beibehalten, so hat es der Praxisneugründer selbst in der Hand, seine Zahnarztpraxis nach Arbeitsbereichen aufzuteilen.

Die Planung der Praxisräume wird hierbei häufig nach den unterschiedlichen Funktionsbereichen vorgenommen. Hierbei wird meist der Weg des Patienten in die Praxis als zentrale Ausrichtung akzeptiert. Insofern ist die Rezeption der zentrale Bereich, welcher die erste Anlaufstelle für einen Großteil der Organisation und Verwaltung darstellt. Von diesem zentralen Bereich aus führt der Weg dann in die einzelnen Behandlungsräume.

■ **Behandlung und Hygiene**
Viele Einzelpraxen sind mit 2–3 Behandlungszimmern ausgestattet, in deren unmittelbarer Nähe sich der Sterilisationsraum für Hygiene und Wartung befindet. Daneben haben interne Räume für Personal, das Personal-WC und das Labor sowie das Patienten-WC ihren Platz. Wenn es möglich ist, sind weitere Räume für Röntgen, Sanitärwartung und Garderobe vorzusehen. Der Wartebereich ist ebenfalls vorausschauend zu planen, muss er doch als Puffer genügend Platz für wartende Patienten und deren Angehörige bieten.

■ **Rezeption**
Die zunehmende Digitalisierung in Zahnarztpraxen hat v. a. den Anspruch an den Anmeldebereich in großem Maße verändert. Früher waren viel Raum für Karteikarten und Röntgenbildarchivierung notwendig; der Empfangsbereich hatte dementsprechend in den meisten Praxen auch die Aufgabe, diese in weitläufigen Schranksystemen aufzunehmen. Im Zuge der Digitalisierung können diese Bereiche jetzt offener und zugänglicher gestaltet werden. Viel Wert legt man nun darauf, 2 Bildschirme für den Praxiscomputer und das Bestellsystem zur Verfügung zu stellen. In vielen Praxen hält auch ein Stehhocker Einzug, um die Begrüßung der Patienten nahezu auf Augenhöhe zu ermöglichen.

■ **Behandlungszimmer**
Generell sollten die Behandlungszimmer derart ergonomisch gestaltet werden, dass die Gesundheit der Behandelnden im Fokus steht. In vielen Fällen beobachten wir, dass die Arbeitsposition der Zahnärzte gerade für die Rücken- und Schultermuskulatur sehr belastend ist, was oft auch daran liegt, dass auf die Gestaltung der Behandlungsbereiche zu wenig Aufmerksamkeit gelegt wurde. Reden Sie bereits im Vorfeld mit dem Praxisplaner über Ihre bevorzugte Arbeitsposition, die Dynamik Ihrer Behandlungen und ggf. den Wunsch nach Parallelbehandlung in verschiedenen Zimmern, den gewünschten Greifraum und die Lage der Arbeitsobjekte sowie die Sichtverhältnisse.

■ **Beratungs- und Verwaltungsraum**
Unabhängig von der zukünftigen Entwicklung im Rahmen der zahnmedizinischen Abrechnung wird es immer deutlicher, dass der Zahnarzt und v. a. sein Personal dem Patienten zunehmend die anstehenden Behandlungen aufklärend erläutern und zudem Alternativen und Kosten darstellen müssen.

Eine ruhige Atmosphäre hat sich hierbei bewährt, weshalb eine Rückzugsmöglichkeit in Form eines Beratungs- oder Verwaltungszimmers notwendig ist. Hierbei sollte bereits im frühen Stadium darauf geachtet werden, durch professionelle Schranksysteme ein ordentliches und systematisches Arbeitsbild abzugeben. Wünscht der Zahnarzt eine Kombination von Büro- und Beratungszimmer, so ist in diesem verstärkt darauf zu achten, dass der Beratungsbereich nicht durch die z. T. große Anzahl an Verwaltungsarbeiten gestört wird. Hierfür sollten für die Patienten nicht sichtbare Bereiche geschaffen werden, in denen die Unterlagen für das Arbeitspensum des Zahnarztes verstaut werden können.

▪ **Modernes Licht und Farbkonzept**
Die Bedeutung der Beleuchtung ist in den letzten Jahren vermehrt in den Fokus gerückt, hat man doch bemerkt, dass sich das Gefühl der Patienten für das Ambiente auch stark von der Verwendung von natürlichem oder professionellem Licht ableitet. Oberlichter bzw. diverse Lichtkanäle vermitteln den Patienten hierbei ein angenehmes Empfinden und sichern zudem den Mitarbeiterinnen natürliches Licht am Arbeitsplatz.

Der professionelle Praxisplaner wird des Weiteren darauf achten, dass sich das Farbkonzept nach dem Therapiespektrum richtet und nicht zu sehr Modefarben dominieren. Diese sind meist über einige Jahre sehr attraktiv, verlieren aber im Laufe der Zeit an Bedeutung. So waren in den 70er Jahren Braun- und Olivgrüntöne in Mode, welche nun für viele Praxen zum Verhängnis werden, da diese Räume kaum noch zu verkaufen sind. Farben haben ihre besondere Wirkung, wie es z. B. Eva Heller (2004) dargestellt hat. Sie hat in einer großen Umfrage mit knapp 2000 Befragten die Wirkung von Farben auf unseren Gefühls- und Erfahrungsbereich untersucht. So wurde die Farbkombination Grün-Blau-Weiß als Farbkombination der Erholung wahrgenommen. Mit einem hellen Orange wird Sicherheit, aber auch Kreativität verbunden, Silber steht für Helligkeit und Eleganz, aber auch für eine gewisse Kühle. Und während Grau ohne aktive Gegenfarbe leicht als Farbe der Theorie und des Alters erfasst wird, steht Weiß für Sauberkeit/Reinheit sowie Anonymität/Neutralität.

2.5 Digitale Praxis und Telemedizin

Die Telemedizin hat die Aufgabe, die Daten der elektronischen Gesundheitskarte von den Zahnarzt- und Arztpraxen durch eine Anbindung an den Onlinerollout aktualisieren zu lassen und den Krankenkassen so den Austausch zu erleichtern.

Davon erhofft man sich große Einsparungen; die Mehrkosten werden jedoch zumindest partiell von den Praxen getragen. Da die entsprechenden Investitionen zwingend sind, treten nun viele Existenzgründer mit dem Wunsch an ihre Praxisplaner heran, die Praxis schrittweise zu digitalisieren. Der Praxisübernehmer sollte frühzeitig die vorhandene Verkabelung prüfen oder ggf. die notwendigen Investitionen beziffern.

▪ **Vorteile der Digitalisierung**
Die Vorteile der mittlerweile ausgereiften Technik liegen auf der Hand:

— In der digitalen Röntgentechnik können die Aufnahmen in unterschiedlichen Räumen umgehend genutzt werden.
— Zudem lassen sich die Aufnahmen so bearbeiten, dass bei einer geringeren Strahlenbelastung für den Patienten eine sicherere Diagnose möglich ist. Viele Patienten verbinden deshalb mit dieser Röntgentechnik Modernität.
— Eine vernetzte Praxis ermöglicht den Zugriff auf Patientendaten durch verschiedene Mitarbeiter. Die Suche nach der Karteikarte gehört somit der Vergangenheit an.
— Leistungs- und Themenkomplexe können die Eintragungen und somit die Dokumentation vereinfachen und v. a. optimieren – eine wichtige Basis für die umfassende Nutzung z. B. der GOZ.

Die zeitlichen Vorteile einer digitalisierten Praxis sehen nach den Erfahrungen von Dorothee Teichmann (ZMV, Praxistrainerin) und uns wie in ◘ Tab. 2.7 dargestellt aus. Aus diesem Beispiel wird deutlich, dass ein karteiloses Arbeiten sich auch finanziell lohnt, denn hochgerechnet ergibt sich ein Arbeitszeitgewinn von 50% gegenüber dem Arbeiten mit Karteikarten. Bei der Abschätzung der Investition in diese Maßnahme muss allerdings auch die Zeit für die Einarbeitung in die EDV berücksichtigt werden.

▪ **Praxis-EDV**
Die Wahl und Einrichtung der richtigen und passenden EDV ist ein umfassendes und meist teures

◘ Tab. 2.7 Arbeiten mit und ohne Karteikarten (15 Patienten pro Tag)

Arbeitsschritt	Zeitbedarf in Minuten	
	Mit Kartei	Digital (ohne Kartei)
Vorbereitung für die Behandlung	1	entfällt
Eintrag der Behandlung	1	1
Kontrolle des Eintrags durch Behandler	1	1
Nachtragen und Kontrolle durch Verwaltung	1	1
Ablage der Kartei	1	entfällt
Sonstiges (Karteikarten suchen etc.)	1	entfällt
Insgesamt bei 15 Patienten:	6 Minuten mal 15 = 90 Minuten/Tag = 7,5 Stunden/Woche	3 Minuten mal 15 = 45 Minuten/Tag = 3,75 Stunden/Woche
Am Quartalsende: Kartenabschluss für 300 Karten (bei 1 Minute/Karte)	5 Stunden	entfällt

Projekt. Die größten Anbieter unterscheiden sich in Umfang und Preis z. T. erheblich und versprechen je nach Modul auch eine unterschiedliche Leistungsbreite. Das Handling ist in Richtung auf unterschiedliche Nutzer im Bereich des zahnmedizinischen Personals oft unterschiedlich gestaltet, um eine Überforderung zu vermeiden.

Achten sollte der Existenzgründer, der in ein neues EDV-System investiert, in jedem Fall auf die Qualität der Hotline. Erfragen Sie hierfür auch die Anzahl an festen Mitarbeitern für die Hotline sowie an fest angestellten Programmierern, die ausschließlich für diese Software arbeiten. Auf die Zahnarztpraxen und die Softwareanbieter werden auch in Zukunft Gesetzesänderungen zukommen. Bereits bei der letzten GOZ-Novelle war zu bemerken, dass die Gesetze sehr spät veröffentlicht und die Updates entsprechend spät geliefert wurden. Dies betraf alle Anbieter, wobei einige von ihnen die neuen GOZ-Module schneller und fehlerfreier integriert hatten.

Nutzen Sie vor der Entscheidung das Internet und holen Sie sich über Feedbacks von mehrjährigen Usern der jeweiligen Systeme ein aktuelles Meinungsbild ein. Foren, die ausschließlich von Zahnärzten genutzt werden dürfen, sind hierbei eine gute Hilfsmöglichkeit. Wir haben es selbst oft

gehört, dass sich User z. B. über eine Dienstleistung wie Software, Hardware oder auch Praxiscoaching hier fachkundig und differenziert austauschen und ihre Erfahrungen kundtun.

Eine Auswahl aller EDV-Anbieter (inkl. deren Homepages), die mit der KZBV zusammenarbeiten, findet sich unter ► http://www.kzbv.de/herstellerliste.140.de.html.

2.6   Richtiges Personal finden und entwickeln

Die Qualität einer Zahnarztpraxis fußt v. a. auf der Kompetenz des Zahnarztes und seines Personals. Gerade Letzteres hat in der Bedeutung zugenommen: Wir haben in verschiedenen Analysen festgestellt, dass die Mitarbeiterinnen nahezu 80% ihrer Aufenthaltszeit in der Praxis mit den Patienten in Kontakt sind. Allein die Betrachtung dieses zeitlichen Aspekts zeigt die Bedeutung und Notwendigkeit von qualifiziertem Personal.

Generell umfasst das Praxisteam alle Mitarbeiterinnen, die die im Rahmen der Behandlung und Verwaltung notwendigen Tätigkeiten ausüben. Üblicherweise finden sich innerhalb des Praxisteams neben dem Zahnarzt 1–2 zahnmedizinische

Fachangestellte. Diese Mitarbeiterinnen agieren innerhalb der verschiedenen Bereiche je nach Delegations- und Fähigkeitsgrad z. T. eigenständig am Behandlungsstuhl.

Der Zahnarzt ist hier verstärkt als Führungskraft und Ausbilder gefragt, eine Aufgabe, die der Existenzgründer mit dem langjährig in eigener Praxis tätigen Zahnarzt gemeinsam hat: Anlernen, trainieren und kontrollieren begleiten ihn ein Praxisleben lang.

■ **Aufgaben und Kenntnisse**
Eine große Bedeutung kommt Ihrem Personal aber auch bei der guten und koordinierten Vorbereitung der Behandlung zu, um Störungen während des Behandlungsablaufs zu vermeiden. Während der Behandlung ist es die Aufgabe der Mitarbeiterin, die Behandlung des Zahnarztes zu optimieren, indem sie die jeweiligen Instrumente und Materialien ohne viele Worte und meist auf Blickkontakt hin anreicht bzw. zur Verfügung stellt. Dies verlangt Berufskenntnisse sowie die Kenntnis des Behandlungsablaufs.

Wie in der Fachliteratur in den letzten Jahren immer wieder zu lesen ist, muss hierbei in vielen Fällen die Ausbildung auch nach der eigentlichen Berufsausbildung in der Praxis fortgesetzt werden. Die Bandbreite der Behandlungen ist derart groß, dass auch ausgelernte Mitarbeiterinnen oft über einen längeren Zeitraum angelernt werden müssen, denn besondere Behandlungen im Bereich Implantologie, CAD/CAM oder auch Endodontie werden nicht in allen Ausbildungspraxen vorgenommen. Fehlt der Mitarbeiterin entsprechendes Wissen, verzögert dies den Ablauf während der Behandlung und erschwert eine reibungslose Vorarbeit.

Nach der Behandlung sind die Hygiene sowie Sterilisation von Behandlungsbereichen und -instrumenten die primäre Aufgabe des Teams. Je nach Ausstattung bei den Behandlungsinstrumenten ist hierbei auch Weitsicht notwendig, um die entsprechenden Materialien wieder schnellstmöglich behandlungsbereit zu machen.

■ **Prophylaxe**
Innerhalb des Mitarbeiterbildes finden sich auch zahnmedizinische Fachhelferinnen (ZMF) bzw.

zahnmedizinische Prophylaxehelferinnen (ZMP). Gerade in der Anfangsphase einer Praxistätigkeit ist es wichtig, dass der Zahnarzt, der Wert auf ein präventiv-prophylaktisches Konzept legt, Mitarbeiterinnen in seinem Team hat, die eine solche Behandlung professionell und schonend durchführen können. Es sollte mit den Mitarbeiterinnen jedoch klar besprochen werden, dass besonders am Anfang der Behandlungsbereich Prophylaxe ausgebaut und auch diese Mitarbeiterinnen für andere Tätigkeiten zur Verfügung stehen müssen.

■ **Verwaltung**
Der Bereich Verwaltung hat in den letzten Jahren durch die verschiedenen Reformen in den Zahnarztpraxen eine größere Bedeutung erhalten:
— Ein Qualitätsmanagementhandbuch oder -system verlangt eine stete Aktualisierung des Inhalts. Aufgabenbereiche verlieren ihre Aktualität – z. B. durch Mitarbeiterwechsel oder den Einsatz neuer Materialien – und müssen angepasst werden. Und auch der sog. BUS-Dienst muss u. a. wegen der wiederkehrenden Untersuchungs- und Impfpflichten vonseiten des Teams aktuell gehalten werden.
— Die Gebührenordnung für Zahnärzte räumt den Zahnärzten nun mehr Spielraum ein, erfordert jedoch auch eine differenzierte und ausführliche Dokumentation von konkreten Behandlungsbereichen und Patientengesprächen, z. B. in der Aufklärung.

■ **Eigenlabor**
Oft ist es verlockend, die von externen Laboren als »Fremdleistungen« durchgeführten Arbeiten in Eigenregie vornehmen zu wollen. Als Laborumsatzrichtwert hat sich jedoch eine Größenordnung von mindestens 100.000 € bei einem angestellten Zahntechniker herauskristallisiert, bevor sich ein Eigenlabor überhaupt erst wirtschaftlich trägt. Etliche Praxen leisten sich einen Zahntechniker oder Zahntechnikermeister, der in der Lage ist, den Zahnersatz bzw. die Zahntechnik des Zahnarztes nahezu in Eigenregie auszuführen, wobei zunehmend CAD/CAM-Instrumente eingesetzt werden. Planen Sie ein Eigenlabor, so gehen Sie im Vorfeld

die notwendigen Eigenlaborumsätze unbedingt mit Ihrem Steuerberater durch.

■ **Hintergrundarbeiten**
Im Hintergrund arbeiten Mitarbeiterinnen im Bereich der Buchhaltung sowie der Reinigung. In vielen Gemeinschaftspraxen finden sich mittlerweile auch spezielle Hygienebeauftragte, die dem Behandlungsteam fortwährend saubere und hygienisch einwandfreie Materialien zur Verfügung stellen.

■ **Wahl der richtigen Mitarbeiter**
In *Unternehmen Zahnarztpraxis – die Bausteine des Erfolgs* (Tafuro & Franzen, 2012) sind wir bereits ausführlich auf die Instrumente der Personalauswahl eingegangen. Es sei hier noch einmal erwähnt, worauf der Zahnarzt im Wesentlichen zu achten hat:

— Der Bereich Personal ist für den Erfolg einer Zahnarztpraxis ganz wesentlich, gehen Sie darum am Anfang möglichst wenig Kompromisse ein.
— Sorgen Sie im Bereich der Fort- und Weiterentwicklung für ein ausreichendes Budget in Höhe von 2–4% vom geplanten Honorarumsatz.
— Bei der Anzahl der Mitarbeiterinnen gilt die Maxime »Weniger ist mehr«, da Sie so auf die einzelne Mitarbeiterin besser eingehen können, um Ihren Qualitätsanspruch zu vermitteln und diesem letztendlich gerecht werden zu können.
— Allerdings sollte auch in den ersten Monaten darauf geachtet werden, den Praxisbetrieb mit ausreichend Personal sicherzustellen. Gerade weil eine Krankheitssituation nicht vorhergesehen und somit Personal hierfür vorgehalten werden kann, sollte die Arbeitszeit der Mitarbeiterinnen nicht zu knapp verplant sein.

2.6.1 Personalkosten

Der Zahnarzt verpflichtet sich bei der Einstellung mit dem Abschluss des – möglichst langfristigen

– Arbeitsvertrags, Verantwortung für das Personal zu übernehmen. Die Mitarbeiterin verpflichtet sich auf der anderen Seite, den im Vertrag aufgeführten Pflichten nachzukommen und sich innerhalb ihres Arbeitsbereichs stets derart fortzubilden, dass sie den Anforderungen der Praxis gerecht wird.

Bei der Planung der Lohnkosten sollte der Zahnarzt von Anfang an vom Bruttogehalt her denken, um den gestiegenen Lohnnebenkosten Rechnung zu tragen. In vielen Regionen richtet sich die Vertragsgestaltung nach den jeweils gültigen Manteltarifverträgen. Die Zahnärztekammer hält darüber hinaus in den meisten Regionen einen breiten Fundus an Verträgen zur Verfügung, die eine klare Richtung vorgeben.

In den meisten Bundesländern gibt es jedoch keinen verbindlichen Tarifvertrag, an dem sich Praxis und Team orientieren können. Bei der Ermittlung eines fairen Gehalts hat es sich daher in den letzten Jahren bewährt, im Internet nach vergleichbaren Daten zu suchen. Der sog. Gehaltsrechner unter ▶ www.zahnjob.de erlaubt es dem Zahnarzt wie auch dem Team z. B., realistische Gehälter zu bestimmen.

Es gilt generell, dass langjährige Mitarbeiterinnen aufgrund der langen Berufszugehörigkeit allein aufgrund Ihrer beruflichen Erfahrung – unabhängig von der Arbeitsleistung – meist eher zu hoch bewertet werden und Mitarbeiterinnen mit gerade abgeschlossener Ausbildung in den meisten Bereichen eine zu geringe Entlohnung bekommen, die in den folgenden 12–18 Monaten angepasst werden sollte, um keine Unzufriedenheit aufkommen zu lassen. Kommt es doch einmal zu Unstimmigkeiten über die Höhe des Gehalts, sollten Zahnarzt und Personal offen miteinander reden, auch um Missverständnisse auszuschließen (▶ Praxisbeispiel).

Praxisbeispiel
Ein angestellter Zahnarzt sagte der Praxisinhaberin im Erstgespräch, dass er 2.700 € netto pro Monat verdienen wolle. Der Unterschied zwischen Brutto und Netto war der Zahnärztin jedoch nicht bewusst – eine Auflistung brachte hier die in ◘ Tab. 2.8 aufgeführten realen Kosten für die Praxis zutage. Die Zahnärztin hätte bei einem verbindlichen münd-

◘ Tab. 2.8 Brutto und Netto im Vergleich (angestellter Zahnarzt, Stand 31.08. 2013)

Kostenart	Steuerklasse 3	Steuerklasse 4	Steuerklasse 5
Bruttolohn	3.980,72 €	4.605,27 €	5.428,97 €
Lohnsteuer und Beiträge für Kranken-, Pflege-, Renten, Arbeitslosenversicherung	1.280,72 €	1.905,27 €	2.728,97 €
Nettolohn	2.700,00 €	2.700,00 €	2.700,00 €
Effektive Kosten im Jahr	59.369,09 €	68.066,58 €	78.645,59 €

lichen Vertragsabschluss über 2700 € brutto in diesem Fall für den Angestellten Zahnarzt Personalkosten in Höhe von 68.066,58 € gehabt. Für die notwendige Umsatzplanung hätte die Zahnärztin bei einem üblichen Multiplikator von 3 für den angestellten Zahnarzt ein Mindesthonorar von 204.199,74 € erzielen müssen.

2.6.2 Mitarbeiterführung in den ersten Tagen und Wochen

Bei der Praxisübernahme wie auch bei der Neugründung ist es wichtig, dass Ihre Mitarbeiterinnen ein positives Arbeitsklima spüren. Mit Ihnen wird das Team mit Veränderungen konfrontiert sein und Neues lernen müssen; schaffen Sie dafür die Basis in Form einer konstruktiven Praxisatmosphäre.

▪ **Das erste Meeting**

Der Zahnarzt sollte sich auf sein erstes Teammeeting gut vorbereiten; bei der Praxisübergabe sollte zudem der abgebende Zahnarzt noch involviert sein. Machen Sie sich bewusst, dass Sie von Ihrem Team Fachkompetenz, Diskretion, Loyalität, Flexibilität im Sinne patientenfreundlicher Öffnungszeiten und ein patientenorientiertes Verhalten erwarten dürfen. Im Gegenzug erwartet Ihr Team von Ihnen eine klare Zielrichtung, ein offenes Ohr bei Nachfragen und einen regelmäßigen (Informations-)Austausch.

— Achten Sie auf Ihre Körpersprache, reden Sie verständlich und verwenden Sie keine Fachbegriffe.

— Würdigen Sie das Bestehende und geben Sie einen Ausblick darauf, was Sie vorhaben.

— Verzichten Sie jedoch auf zu viele Details und halten Sie in jedem Fall Investitionssummen aus dem ersten Gespräch heraus.

— Benennen Sie hier schon verantwortliche Mitarbeiterinnen, die Ihnen z. B. bei der Integration des neuen EDV-Systems zur Seite stehen sollen.

— Behalten Sie die Regel im Auge, stets konstruktiv zu bleiben. Bennen Sie Lösungen und Ergebnisse und nicht das, was sie nicht haben wollen.

— Hilfreich für ein professionelles Mitarbeitermanagement ist auch die Aneignung von Know-how im Führungsbereich, über ein Führungsseminar, über Coaching oder auch durch das Heranziehen von Fachliteratur (z. B. Tafuro & Franzen, 2012).

2.7 Checkliste: Erfolgreiche Praxisgründung oder Praxisübernahme

Den Countdown bis zur Eröffnung erleichtert Ihnen die Checkliste in ◘ Tab. 2.9.

⬛ Tab. 2.9 Zu erledigende Aufgaben im Rahmen einer Praxisgründung oder -übernahme

... Monate vor der Praxiseröffnung	Maßnahme/Tätigkeit/Anforderung
24 Monate	**Aufbau von Qualifikationen und Know-how:** a) Medizinisch b) Unternehmertum: Personalführung, Kommunikation, Abrechnung **Entscheidungen treffen:** – Allein oder mit anderen? In bestehende Sozietät einsteigen oder Sozietät neu gründen? – Generell: Praxisübernahme oder Neugründung? – Eigenen Finanzrahmen klären
20–18 Monate	**Organisation:** – Berufsrecht: Voraussetzungen und Notwendigkeiten – Gutachten über die jeweilige Region bzw. den möglichen Standort – Bei Übernahme: Praxisgutachten
12–6 Monate	**Entscheidungen im unmittelbaren Umfeld:** – Praxisräume begutachten – Umfeldanalyse: Anzahl und Qualität weiterer Praxen im Umkreis von 5 km (Internet; Meinungen einholen etc.) – Finanzplanung aufbauen (u. a. Mindestumsatz, Umsatzplanung, Steuern) – Bankgespräche vorbereiten; Finanzierung (Tilgung, Zins, Laufzeit) – Versicherungen klären: Risikoabsicherung; möglich vs. notwendig abwägen – Außenauftritt (Internet, Logo) – Investitionen, wenn Mietvertrag und Finanzierung abgeschlossen sind
5–1 Monat	**Unmittelbare Entscheidungen treffen:** – Personal – Organisation, EDV lauffertig integrieren; Back-up prüfen – Praxisabläufe – Corporate Design (Visitenkarten, Briefpapier, Terminblöcke etc.) – Materialien und Instrumente einkaufen – Büroausstattung, EC-/Cash-Lesegerät
4–2 Wochen	**1 Woche Urlaub**
2–0 Wochen	**Praxis-Countdown:** Einräumen der Zimmer und Schränke

Selbstständig im Team – Kooperationsformen in der Zahnarztpraxis

Francesco Tafuro

Die Kooperation in Form von Berufsausübungsgemeinschaften (BAG; ehemals Gemeinschaftspraxis) oder Praxisgemeinschaften hat zugenommen. Im Jahr 2011 wählten immerhin 34% der Existenzgründer eine Berufsausübungsgemeinschaft, wie es der InvestMonitor Zahnarztpraxis (IDZ-Information 4/2012, verfügbar unter ▶ http://www.idz-koeln.de/info.htm) benennt. In dieser Untersuchung wurden zudem weitere Fakten über die Existenzgründung im Rahmen einer BAG erfasst:

1. Alter
   — Knapp 49% aller Existenzgründer bis 30 Jahre haben eine BAG gewählt.
   — Bei Existenzgründern, die älter als 41 Jahre waren, waren es hingegen nur noch 24%, die die Berufsausübungsgemeinschaft als Existenzgründungsform wählten. Der Anteil nimmt also mit zunehmendem Alter ab.
2. Geschlecht
   — 37% aller männlichen Zahnärzte entschieden sich für die BAG,
   — 31% aller Frauen wählten hingegen die BAG.

Generell unterscheidet man bei den Kooperationsformen 2 geläufige Arten: Praxisgemeinschaft und Berufsausübungsgemeinschaft.

Praxisgemeinschaft Eine Praxisgemeinschaft (◘ Abb. 3.1) ist ein Zusammenschluss von 2 oder mehr Zahnärzten, um Praxisräume, Personal sowie Apparate bzw. Einrichtungen gemeinschaftlich zu nutzen. Grundsätzlich besteht hier eine Gesellschaft des bürgerlichen Rechts – kurz GbR – ausschließlich im Bereich der kooperierenden Teilbereiche (Personalräume, Ausstattung). Unabhängigkeit hat jeder Zahnarzt in den Bereichen der Behandlung, Karteikartenführung, Abrechnung sowie des eigenen Personals. Die Praxisgemeinschaft bedarf keiner besonderen Genehmigung durch den Zulassungsausschuss. Eine Gründung ist jedoch der KZV anzuzeigen.

Berufsausübungsgemeinschaft Die Berufsausübungsgemeinschaft (ehemals Gemeinschaftspraxis) (◘ Abb. 3.2) stellt die intensivste Form zahnärztlicher Zusammenarbeit dar. Sie bedeutet, dass 2 oder mehr Zahnärzte gemeinschaftlich ihre zahnärztliche Tätigkeit ausüben. Sie haben dabei nicht nur dasselbe Personal, dieselben Geräte und Räume, sondern rechnen auch ihre Leistungen mit der KZV unter einer gemeinsamen Nummer ab.

Alle Einnahmen fließen in einen Topf, aus dem die gemeinsamen Kosten für den Praxisbetrieb beglichen werden. Die Praxis tritt nach außen unter einheitlichem Briefkopf, Praxisschild und Stempel auf und hat somit auch bei rechtlichen Ansprüchen als Gemeinschaft aufzutreten. Die Gemeinschaftspraxis muss durch den Zulassungsausschuss der KZV genehmigt werden. Weitere Partner können hier, soweit Einigkeit innerhalb der Kooperationspartner herrscht, aufgenommen werden.

Übergangsberufsausübungsgemeinschaft (ÜBAG)
Für den Praxisgründer kommt eine besondere Kooperation hinzu: die Übergangsberufsausübungsgemeinschaft. Diese Kooperation lässt auf Wunsch des bisherigen Praxisinhabers für die Zeit seiner noch aktiven Berufsausübung eine Gemeinschaftspraxis entstehen, bis die Praxis zur Weiterführung an den Partner übergeben wird. So können die Einführung in die Patientenklientel sowie die Einarbeitung in die Praxis leichter erfolgen; auch können austretende Partner auf diese Weise an die Praxis gebunden werden. Übergangsgemeinschaften bestehen in der Regel 2–5 Jahre, können aber in Einzelfällen auch für einen kürzeren Zeitraum von bis zu 6 Monaten sinnvoll sein.

▪ Vorteile einer Kooperation
Die Kooperation nimmt in der Zukunft sicher noch stärker an Bedeutung zu, da der Zahnarzt hier einige Vorteile nutzen kann. Durch die geteilten Praxiskosten kann er mit einem besseren Praxisergebnis rechnen. Da die Investitionslast aufgeteilt wird, kann auch dem verstärkten Wunsch nach Digitalisierung und High-Tech-Medizin eher entsprochen werden. Bei gerechter Aufgabenteilung können sich zudem die Zahnärzte die Verwaltungsaufgaben teilen, was in der Regel zu einer geringeren Praxisarbeitszeit führt. Ferner ermöglicht es die Kooperation, dem Patienten eine breitere bzw. längere Öffnungszeit zu bieten. Gerade für Praxen, die sich in einer Region oder einem Stadtteil befinden, der überwiegend als Wohnort dient, sind Sprechzeiten wichtig, die dem Patienten einen Zahnarztbesuch ohne große Beeinträchtigung der Arbeit ermöglicht.

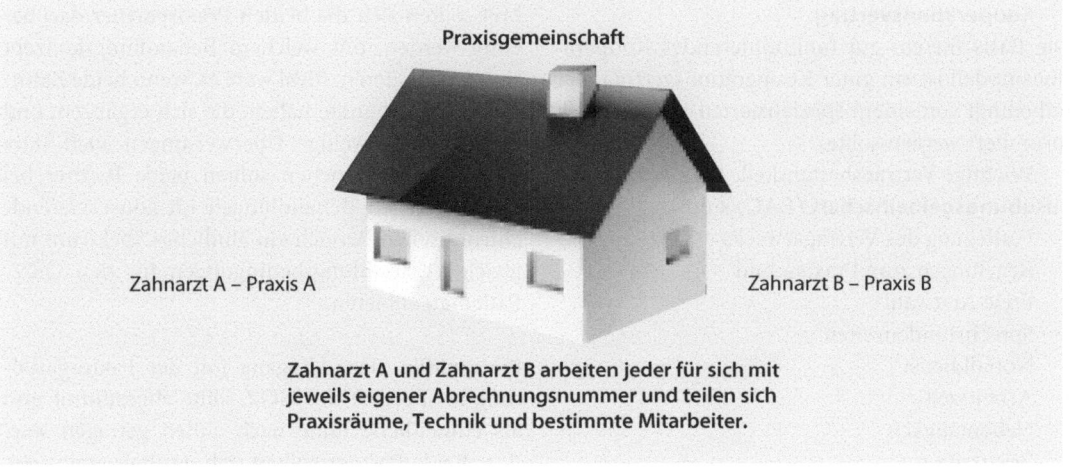

Praxisgemeinschaft

Zahnarzt A – Praxis A   Zahnarzt B – Praxis B

Zahnarzt A und Zahnarzt B arbeiten jeder für sich mit jeweils eigener Abrechnungsnummer und teilen sich Praxisräume, Technik und bestimmte Mitarbeiter.

◙ Abb. 3.1   Praxisgemeinschaft

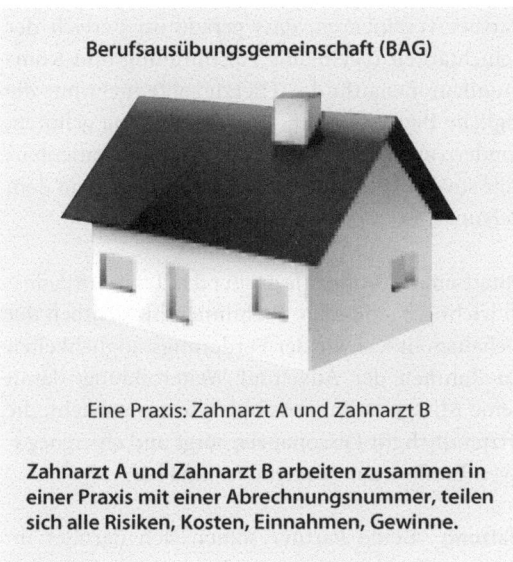

Berufsausübungsgemeinschaft (BAG)

Eine Praxis: Zahnarzt A und Zahnarzt B

Zahnarzt A und Zahnarzt B arbeiten zusammen in einer Praxis mit einer Abrechnungsnummer, teilen sich alle Risiken, Kosten, Einnahmen, Gewinne.

◙ Abb. 3.2   Berufsausübungsgemeinschaft (BAG)

Selbstständigkeit aufzugeben. In einem gemeinsamen »Strategiegespräch« – idealerweise moderiert durch einen Praxiscoach – sollte über folgende Fragen Klarheit erzielt werden:

In einem Strategiegespräch zu klärende Fragen
— Welche Ziele wollen Sie beruflich in 1, 2, 5 und 10 Jahren erreicht haben?
— Wie soll Ihr Praxisimage aussehen? Was sollen Patienten über Ihre Praxis sagen?
— Wie kann Ihr Partner Sie dabei unterstützen?
— Welche Erwartungen haben Sie an eine Zusammenarbeit?
— Was wünschen Sie sich darüber hinaus von ihrem zahnärztlichen Kollegen?

■ Gemeinsame Ziele stärken den Zusammenhalt

Gelingt es den Existenzgründern, sich untereinander auf klare Spielregeln zu einigen und sich an diese zu halten sowie zu akzeptieren, dass sie die Konkurrenz im eigenen Hause haben, so hat diese Praxisform eine große Zukunftsfähigkeit. Beide Partner müssen jedoch lernen, zu teilen und in vielen Fällen auch ein Stück Verantwortung ab- und

Einigkeit muss zudem im Bereich der Mitarbeiterführung herrschen. Daneben sollten beide Zahnärzte hinsichtlich der Preispolitik eine ähnliche Linie verfolgen, um Irritationen innerhalb der Patientenklientel zu vermeiden. So kommt es in manchen Praxen vor, dass die Patientin von Zahnarzt A bei der Endodontie eine Zuzahlung leisten muss, während Zahnarzt B dies bei dem Ehemann der Patientin nicht anspricht. Dies sorgt für Unmut bei den Patienten und verbreitet sich schnell nach außen.

■ **Kooperationsvertrag**

Die Basis für ein gut funktionierendes Kooperationsmodell ist ein guter Kooperationsvertrag, der unbedingt von einem spezialisierten Rechtsanwalt formuliert werden sollte.

Wichtige Vertragsbestandteile bei einer **Berufsausübungsgemeinschaft** (BAG) sind:

- Festlegung des Vertragszwecks
- Regelungen zum Praxisschild
- Freie Arztwahl
- Sprechstundenzeiten
- Notfalldienst
- Arbeitszeit
- Nebentätigkeit
- Praxissitz
- Urlaub
- Krankheit
- Geschäftsführung und Vertretung
- Haftung
- Personal
- Honorareinnahmen und Betriebsausgaben
- Konten und Buchführung
- Beteiligungen, Investitionen
- Gewinn- und Verlustbeteiligung
- Dauer der Gesellschaft
- Ausscheiden eines Partners
- Abfindungsregelungen
- Konkurrenzschutzklausel

Vertragsbestandteile für eine **Praxisgemeinschaft** sind dagegen:

- Festlegung des Vertragszwecks
- Geschäftsführung und Vertretung
- Haftung
- Personal, wenn vorhanden
- Betriebsausgaben
- Dauer der Gesellschaft
- Ausscheiden eines Partners

Eine Mediation oder eine Moderation sollte im Vorfeld unbedingt vorgenommen werden, um die Bedürfnisse beider Partner nachhaltig integrieren zu können.

■ **Spielregeln für eine gute Zusammenarbeit**

Es sollten klare Spielregeln aufgestellt werden, die u. a. das Investitionsverhalten sowie die Entnahmemodalitäten der jeweiligen Partner regeln. Konkret sollten sich die beiden Praxispartner darüber einig werden, mit welchem Behandlungskonzept sie jeweils agieren. Ideal wäre es, wenn beide Zahnärzte Schwerpunkte haben, die sich ergänzen, und diese durch jeweilige Überweisungen auch aktiv unterstützen. Daneben sollten beide Partner bei den generellen Behandlungen im konservierend-chirurgischen Bereich ein ähnliches Spektrum mit gleichen Zuzahlungsbedingungen für den GKV-Patienten anbieten.

Preispolitik: Der Umgang mit der Faktorgestaltung im Bereich der GOZ sollte abgestimmt und als einheitliche Linie nach außen getragen werden. Beide Partner sollten sich darüber einig sein, welches Bild ihre Praxis nach außen abgeben soll. Die Preispolitik ist hierbei ein zunehmend wichtiges Gebiet für viele Patienten. Auch sollten beide Partner vereinbaren, dass gerade im Bereich der Schichtarbeit regelmäßig Abstimmung und Kommunikation stattfindet. Hierzu sollte nicht nur die tägliche Begrüßung und Verabschiedung gehören, sondern auch die Besprechung einzelner Patientenfälle sowie die Einigkeit über den Umgang mit dem Personal.

Mitarbeiterführung Je größer das Team wird, desto wichtiger sind klare Richtlinien hinsichtlich der Gehaltspolitik sowie der Förderungsmöglichkeiten im Rahmen der Aus- und Weiterbildung, damit keine Missgunst innerhalb des Teams entsteht, die letztendlich für Dissonanzen sorgt und einen negativen Einfluss auf das Arbeitsklima hat.

Haftung Beide Partner sollten sich darüber im Klaren sein, dass sie im schlimmsten Fall füreinander und miteinander haften, eine Offenheit bezüglich privater Investitionsvorhaben ist deshalb dringend geboten, wie auch die Vereinbarung, bei der Heirat Eheverträge zu schließen, um ein finanzielles Desaster zu verhindern.

Urlaube Abstimmen sollten sich die Ärzte auch über die Urlaubsplanung. Dies ist zum einen für das Personal ein wichtiger »Zufriedenheitsfaktor« und zum anderen für die Planung der Behandlungszeit innerhalb eines Praxisjahres essenziell, um auf den notwendigen Umsatz zu kommen. Gleichzeitig sollten auch Fragen der Entscheidungsbefugnisse und Vertretungen im Rahmen des Urlaubs geregelt werden, was der klaren Regelung im Kooperationsvertrag bedarf.

Regelungen im Vertrag In Kooperationsvertrag zu regeln sind ferner Aspekte wie Vollmachten, Entscheidungsbefugnisse, Kündigungszeiten, Vorgehen bei Ausscheiden eines Partners, Bewertungsmethoden, Haftung und Wettbewerbsverbot.

- **Trennungen**

Viele Gemeinschaftspraxen haben sich bereits im Laufe des gemeinsamen Studiums lose entwickelt und sind nach der jeweiligen Assistenzzeit zur Reife gekommen. Das gemeinsame medizinische Ziel stand hierbei im Mittelpunkt. Während des Praxislebens können jedoch immer wieder einzelne Hindernisse auftreten, sodass es bei etlichen Gemeinschaftspraxen sogar zur Trennung kommt. Häufige Gründe für eine Trennung sind neben der ungleichen Verteilung des Praxisergebnisses die unterschiedliche Erfassung der Praxisarbeitszeit am Patienten sowie der Verwaltungszeit im Büro. Auch persönliche Faktoren spielten oft eine Rolle, wobei der Einfluss der Partner und der Familie innerhalb einer Berufsausübungsgemeinschaft nicht vernachlässigt werden sollte.

- **Eintritt in eine bestehende Gemeinschaftspraxis**

Rein organisatorisch besteht eine spezielle Form, wenn ein Zahnarzt in eine bereits vorhandene Gemeinschaftspraxis eintritt. Hierbei sollten die Kompetenzen und Verantwortungsbereiche eindeutig geklärt werden. Der Existenzgründer, der in eine bestehende Gemeinschaftspraxis eintritt, hat es meist mit bereits fixierten Strukturen bzw. sogar Machtverhältnissen zu tun; diese sollten im Vorfeld besprochen werden. Der Neuankömmling tut gut daran, die Würdigung des Bestehenden vorzunehmen und gleichzeitig auf eine Adaption im Sinne seiner Praxisziele hinzuwirken.

Jener Partner, der einer Integration eines neuen Partners zustimmt, muss sich des Weiteren im Klaren sein, dass er sich nun auf einen neuen Umstand einzustellen hat, der gegebenenfalls seine Arbeits- bzw. Praxiszeit tangiert. Klarheit sollte herrschen über die Integration der digitalen Technik sowie die Notwendigkeiten im Rahmen der Hygiene- und Sterilisationsmaßnahmen, da ansonsten die entsprechende Mehrarbeit im Bereich Verwaltung ein häufiges Streitthema darstellt. Gleichwohl sind die Vorteile für beide Seiten unbestreitbar, ermöglicht es dem Existenzgründer doch, sich in eine bestehende Praxisform einzubinden und ab dem ersten Monat einen Überschuss zu erwirtschaften, mit dem er die jeweiligen Investitionen unmittelbar bedienen kann.

Der Vorteil des aufnehmenden Partners in der Gemeinschaftspraxis liegt darin, dass er durch den Einstieg des Kollegen diesem seine Praxis und deren Werte vermitteln kann. Gerade in ländlichen Regionen ist so eine Weiterführung von Zahnarztpraxen möglich, wenn der Praxisinhaber in Ruhestand geht. Der potenzielle Praxisübernehmer wiederum zieht Gewinn daraus, dass er sich schon vor diesem Zeitpunkt gründlich in die Praxis und deren evtl. Führung einarbeiten kann.

- **Weitere Kooperationsformen**

In der Medizin sind darüber hinaus spezielle Kooperationsformen bekannt, wie Medizinische Versorgungszentren (MVZ) oder auch Zentren für Gesundheitsversorgung. Diese unterscheiden sich in der Verantwortung der medizinischen Versorgung, der Leistungsabrechnung, der Leitung und der Beteiligung von Leistungserbringern und haben für die Zahnmedizin bisher eine ebenso geringe Bedeutung wie die integrierte Versorgung, bei der sich verschiedene Fachgruppen zu einem patientenbezogenen Fallmanagement zusammenschließen.

An Bedeutung gewonnen haben dagegen die Praxisnetzwerke, bei denen unabhängige Praxen einen fachlichen und kommunikativen Austausch pflegen. Auch haben sich dadurch Spezialistennetzwerke gebildet – wie z. B. das Zahnarzt-netzwerk-Hamburg, in dem sich Spezialisten der Bereiche Implantologie, Endodontie, CMD, Kieferorthopädie und Parodontologie verbunden haben und Patienten in besonderen Fällen jeweils zum anderen medizinischen Experten überweisen.

Finanzielle Balance bei Investitionen und betriebswirtschaftlicher Steuerung

Francesco Tafuro

Unabhängig davon, ob Sie eine Praxis überneh-men, in eine bestehende Praxis als Partner einstei-gen oder Ihre Praxis neu gründen: Jeder der damit verbundenen Investitionen muss eine konkrete Planung des Vorhabens mit einer Betrachtung der Einnahmen und Ausgaben vorausgehen (zur Er-läuterung wesentlicher Begriffe aus diesem Bereich s. ▶ Glossar zu Finanzierung und BWA am Ende des Buches).

4.1 Investitionen in einer Zahnarztpraxis

Wir erleben es häufig, dass der Existenzgründer über die Höhe der Investitionen überrascht ist, auch wenn »vieles selbst gemacht« wird. Wie es in dem Praxisbeispiel in ◖ Tab. 4.1 aufgeführt ist, kommt einiges zusammen. Oft vergessen wird die Grundausstattung an Verbrauchsmaterialien und Instrumenten in den einzelnen Behandlungszim-mern. Zudem wird ein Nachrüsten im Bereich di-gitaler Röntgentechnik meist teuer und bindet Per-sonal; auf der anderen Seite wird oft unterschätzt, wie modern eine digitale Praxis auf die Patienten wirkt.

Zusätzlich angestiegen ist die Höhe der Inves-titionen von Praxisgründern in den letzten Jahren auch deshalb, weil eine Vielzahl an Forderungen im Bereich Qualitätsmanagement sowie im Bereich Hygiene umgesetzt werden mussten. Autoklaven, Umbauten im Sterilisationsraum oder auch die Integration eines Thermodesinfektors haben das notwendige Investitionsvolumen oft um 15.000–20.000 € erhöht. Auch die geforderte Telemedizin sei hier genannt, da einzelne Systeme der Praxis-hardware neu angeschafft werden müssen und die Software adaptiert werden muss.

4.1.1 Mindestumsatzrechnung: »Break-Even«

In einer Praxis hat jede Investition die Aufgabe, sich zu amortisieren. Dies kann auch in Zahlen dargestellt werden: Der »Return on Investment« wird beim Zahnarzt v. a. dann betrachtet, wenn es darum geht, das Investitionsgut zu finanzieren,

denn die Banken verlangen meist eine Mindestum-satzrechnung.

- **Schritt 1: Zusammengefasste Kostenanalyse bei Neugründung**

Im 1. Schritt müssen Sie dafür – falls noch nicht in der BWA eines Vorgängers/Praxisabgebers ge-schehen – alle Kosten aufführen, die in der Praxis anfallen (◖ Tab. 4.2).

- **Schritt 2: Break-Even-Analyse bei Neugründung (Jahr 1)**

Im 2. Schritt berechnet man mithilfe der Mindest-umsatzplanung, welchen Umsatz die Praxis nun jährlich erwirtschaften muss, um die Praxiskos-ten sowie alle privaten Verpflichtungen zu decken (◖ Tab. 4.3).

Es wird ersichtlich, dass die Finanzierungsform den Mindestumsatz und die Praxiskosten deut-lich beeinflusst. Die in dem Beispiel in ◖ Tab. 4.3 gewählte Form mit einem endfälligen Darlehen und einer Tilgung durch eine Lebensversicherung kostet bei den aktuell niedrigen Verzinsungen der Versicherung teure Liquidität. Bei den zurzeit nied-rigen Fremdfinanzierungszinsen sind sofortige Til-gungen z. B. in Form eines Annuitätendarlehens günstiger.

> **Praxistipp**
>
> Es gibt 1. kurzfristige Schulden, 2. betriebliche Schulden und 3. private Schulden. Die Zinsen für Letztere sind steuerlich nicht abzugsfähig, da sie keinen Einfluss auf die betriebswirt-schaftliche Auswertung bzw. die Einkommen-steuererklärung haben. Entschulden Sie sich daher zuerst privat und dann betrieblich.

4.1.2 Mittelbeschaffung

Der Zahnarzt muss sich – unabhängig davon, wel-che Art der Existenzgründung er wählt – mit In-vestitionen auseinander setzen; Arbeitsmittel, Ge-räte, Materialien sowie auch das Personal müssen bezahlt werden. Hierfür sind in den meisten Fällen

◘ Tab. 4.1 Investitionen in einer Zahnarztpraxis (Neugründung)

Praxisinvestitionen	Kosten (inkl. MwSt.)
2 Behandlungszimmer mit Erstausstattung: – Ausstattung mit 2 Einheiten, Schrankzeilen, Anschlüsse – Hand- und Winkelstücke – Digitales Röntgen/OPG und Kleinröntgen – Sterilisator inklusive Thermodesinfektor – Kleines Praxislabor – Kompressor – EDV inklusive Hard- und Software, Powertower – Praxisausstattung Empfang und Wartezimmer – Verbrauchsmaterialien (7500 € Euro je Zimmer)	260.000 €
Betriebsmittelkredit	80.000 €
Gesamtfinanzierung	340.000 €

◘ Tab. 4.2 Beispiel einer Kostenaufstellung

Kostenart	Monatlich	Vierteljährlich	Jährlich
Finanzierungskosten			
Zinsbelastung langfristig	2.500,00 €	7.500,00 €	30.000,00 €
Zinsbelastung kurzfristig	500,00 €	1.500,00 €	6.000,00 €
Personalkosten			
Kosten Fachkräfte	4.000,00 €	12.000,00 €	48.000,00 €
Kosten Auszubildende	800,00 €	2.400,00 €	9.600,00 €
Kosten Hilfskräfte	1.000,00 €	3.000,00 €	12.000,00 €
Ehegattenarbeitsvertrag	450,00 €	1.350,00 €	5.400,00 €
Raumkosten			
Miete	2.000,00 €	6.000,00 €	24.000,00 €
Nebenkosten	400,00 €	1.200,00 €	4.800,00 €
Strom	600,00 €	1.800,00 €	7.200,00 €
Raumpflegepersonal	300,00 €	900,00 €	2.700,00 €
Betriebsmittel			
Arbeitsmittel	1.150,00 €	3.450,00 €	13.800,00 €
Fremdlaborkosten	5.000,00 €	15.000,00 €	60.000,00 €
Telefon	100,00 €	300,00 €	2.400,00 €
Internet			
KFZ-Kosten	350,00 €	1.050,00 €	4.200,00 €
Büromaterial/Porti	150,00 €	450,00 €	1.800,00 €
Leasingraten	0,00 €	0,00 €	0,00 €
Instandhaltung	0,00 €	0,00 €	0,00 €

◻ **Tab. 4.2**   Fortsetzung

Kostenart	Monatlich	Vierteljährlich	Jährlich
Fortbildungskosten			
Fortbildung	150,00 €	450,00 €	1.800,00 €
Fachliteratur	150,00 €	450,00 €	1.800,00 €
Weitere Kosten			
KFZ-Kosten	166,00 €	498,00 €	1.992,00 €
Beiträge			
Kammerbeitrag	100,00 €	300,00 €	1.200,00 €
Sonstige berufsständische Beiträge	0,00 €	0,00 €	0,00 €
Absicherung Betriebsrisiken			
Praxisversicherung	200,00 €	600,00 €	2.400,00 €
Berufshaftpflichtversicherung	80,00 €	240,00 €	960,00 €
Rechtsschutzverssicherung	100,00 €	300,00 €	1.200,00 €
Berufsgenossenschaft	100,00 €	300,00 €	1.200,00 €
Partnerschaftsversicherung	0,00 €	0,00 €	0,00 €
AfA und Disagio			
AfA	6.000,00 €	18.000,00 €	72.000,00 €
Disagio	0,00 €	0,00 €	0,00 €
Laufende Betriebskosten			
Laufende Beratungskosten	600,00 €	1.800,00 €	7.200,00 €
Allgemeine Kosten	0,00 €	0,00 €	0,00 €
Gesamtkosten Praxis	**26.946,00 €**	**80.838,00 €**	**323.652,00 €**

◻ **Tab. 4.3**   Mindestumsatzberechnung (»Break-Even«)

Ausgaben/Einnahmen	1. Jahr	2. Jahr	3. Jahr	4. Jahr
1. AfA und Disagio	−70.000	−50.000	−50.000	−50.000
2. Privatentnahmen	60.000	60.000	60.000	60.000
3. Tilgung/LV-Beitrag	8.000	8.000	8.000	30.000
4. Zwischensumme	−2.000	18.000	18.000	40.000
5. Steuerpflicht	0	1.230	1.230	8.400
6. Laufende Betriebskosten	−300.000	−325.000	−400.000	−450.000
8. Benötigter Mindestumsatz	−302.000	−344.230	−419.230	−498.400
9. Anteil Fremdlabor vom Planumsatz (20%)	60.400	68.846	83.846	99.680
10. Privateinnahmen	120.000	171.082	208.357	247.705
11. Kassenärztliche Einnahmen	121.600	104.302	127.027	151.015

Fremdmittel notwendig, die in der Regel von Banken zur Verfügung gestellt werden. Diese müssen vor der Kreditvergabe ein Ratingverfahren vornehmen und so das jeweilige Risiko des Kreditgeschäfts ermitteln.

Basel II und III Mit Basel II wurden die Vorschriften zur Eigenkapitalausstattung von Banken und Instituten definiert. Für den Kreditnehmer bedeutet Basel II und die Novellierungen in Basel III, dass allen Banken vorgeschrieben ist, für Investitionen mit einem höheren Risiko – wie z. B. bei Existenzgründungen – einen höheren Eigenkapitalbedarf zugrunde zu legen. Für den Existenzgründer mit einem meist geringeren Vermögens- und Eigenkapitalstand bedeutet dies höhere Zinsen und der Nachweis von Sicherheiten oder zumindest einem schlüssigen »Businessplan«.

Durch Basel II und Basel III sind den Banken also neue Richtlinien vorgegeben, die es dem Existenzgründer oft erschweren, ein entsprechendes Darlehen aufzunehmen. Es gibt jedoch auf Heilberufe spezialisierte Banken, die genügend Erfahrungswerte und Bewertungsmöglichkeiten haben, um das Risiko realistisch einzuschätzen. Es soll dennoch nicht unerwähnt bleiben, dass letztendlich jede Bank ein Interesse an sicheren Kreditgeschäften hat; allerdings zählen Zahnarztpraxen in den meisten Fällen immer noch zu den sehr liquiden, zuverlässigen Kreditnehmern mit hoher Bonität.

Förderung Nutzen Sie in jedem Fall auch die Fördermittel des Bundes. Die Kreditanstalt für Wiederaufbau (KfW) stellt u. a. zur Schaffung oder zum Erhalt von Arbeitsplätzen subventionierte Kredite für Neuinvestitionen oder Gründungen zur Verfügung. Nähere Informationen hierzu erhalten Sie unter ► https://www.kfw.de/inlandsfoerderung/Unternehmen/Gründen-Erweitern/

4.1.3 Investitionsarten

Generell sollte sich der Zahnarzt bewusst sein, um welche Art von Investition es sich handelt. Wir unterscheiden dabei generell zwischen notwendigen, sinnvollen und verzichtbaren Investitionen.

Während **notwendige Investitionen** die Ausübung aller Tätigkeiten im Rahmen des zahnärztlichen Berufs sicherstellen und somit auch alle Materialien, Instrumente und Geräte am Behandlungsstuhl sowie im Verwaltungsbereich, im Hygiene-, Röntgenraum und im Sanitärbereich beinhalten, stellen **verzichtbare Investitionen** alles dar, was den Komfort erhöht oder auch evtl. ein besseres Behandlungsergebnis ermöglicht. Letztere sind **sinnvolle Investitionen,** wenn entweder die Liquidität hierfür nachhaltig vorhanden ist oder aber die Investition sich baldmöglichst amortisiert.

Praxisbeispiel
Ein Zahnarzt nahm sich vor, die Prophylaxe, die in der Praxis seines Vorgängers bisher nur schleppend angenommen wurde, stärker auszubauen. Sein Ziel war es, einen Vollzeitstelle für die Prophylaxe einzurichten. Eine Helferin, die sich bereits für die Prophylaxe qualifiziert hatte, sollte zukünftig die Prophylaxeaktivitäten in der Praxis durchführen. Ein abgestimmtes Konzept für die Kommunikation zwischen Zahnarzt, Assistenz, Prophylaxekraft und Anmeldeteam gab es bisher nicht.

Um das formulierte Ziel in dieser Praxis zu erreichen, müssen verschiedene Maßnahmen systematisch aufeinander aufgebaut werden:
- Zahnarzt und Prophylaxekraft entwickeln ein Konzept für den Ablauf der Prophylaxebehandlung.
- Zahnarzt und Prophylaxekraft nehmen an einer Schulung für Beratungsgespräche teil, in der sie lernen, wie sie Patienten die Vorteile der Prophylaxe im persönlichen Gespräch überzeugend vermitteln.
- Das Prophylaxezimmer wird hergerichtet: Musik, Bilder, Wohlfühlambiente. Mit geringen Mitteln lassen sich hier oftmals schon sehr gute Ergebnisse erzielen.
- Mit Hilfe eines externen Partners entwickelt der Zahnarzt eine praxiseigene Broschüre, die den Patienten die Hochwertigkeit der Behandlung näher bringt und zusätzlich das Praxisteam vorstellt. Deren Inhalt wird auch auf der Internetseite veröffentlicht.
- Eine externe Prophylaxefachkraft trainiert das Praxispersonal, um in den ersten Tagen gemeinsam mit der Prophylaxemitarbeiterin

den Bereich aufzubauen: Beratungsgespräche, Terminmanagement, Organisation, Behandlungsdurchführung werden besprochen.

Das Ergebnis: Die getätigten Investitionen trugen unmittelbar zum Ausbau der Prophylaxe bei. Dies dokumentierte die hohe Anzahl von PZR-Terminen, die nun vereinbart wurden. Auch konnte nach kurzer Zeit eine erhebliche Umsatzsteigerung erzielt werden. Durch den Ausbau dieses Fachbereichs ergab sich noch ein zusätzlicher Nutzen: Die positive Entwicklung der Prophylaxe übertrug sich auch auf andere Praxisbereiche. Der Zahnarzt konnte – sicherlich auch aufgrund der Schulung seiner kommunikativen Fähigkeiten – auf Seiten der Patienten ebenfalls einen Anstieg in der Akzeptanz anderer privat zu liquidierender Leistungen verzeichnen.

Sinnvolle Investitionen

Generell gelten bei Investitionen in einer Zahnarztpraxis folgende Grundsätze:

- Eine Investition ist sinnvoll, wenn Sie bei gleichen oder geringfügig höheren Kosten zu höheren Praxisumsätzen unmittelbar beiträgt.
- Eine Investition ist ebenfalls sinnvoll, wenn sie bei denselben Umsätzen zu niedrigeren Kosten oder geringerem Personalaufwand führt (z. B. digitales Röntgen).

Diese Investitionen steigern zunächst Ihr Praxisergebnis und somit mittelfristig auch Ihre Liquidität, wenn die passende Finanzierungsform gewählt wurde.

In der Praxis zeigt sich, dass aufgrund eines geschickten Verkäufers oder eines vermeintlichen Konkurrenzdrucks (»Der Kollege X aus dem Nachbarort hat auch einen Laser …«) oft verzichtbare Investitionen vorgenommen werden. In den Jahren unserer Beratungstätigkeit seit 1994 haben wir so manches High-Tech-System ungenutzt herumstehen sehen, weil dies nicht in das Behandlungskonzept passte oder der Zahnarzt sich im Vorfeld nicht genügend damit auseinander setzte. Was dann übrig blieb, war ein nicht näher zu beziffernder Marketingeffekt, der nicht selten ein Gesamt-

finanzierungsvolumen in sechsstelliger Höhe nach sich zog.

❯ Liquidität ist wichtiger als das Praxisergebnis und auch als der Praxisumsatz.

4.1.4 Faustformeln für die Kreditaufnahme

Die Ein-, Zwei-, Drei-Prozent-Regel sind einfache Merkposten.

1%-Regel Ein Prozent steht für langfristige Investitionen wie den Praxiskauf. Kostet z. B. eine Praxis 300.000 €, so kann der Käufer überschlagmäßig ausrechnen, wie viel Geld er im Monat für Bankzinsen und Tilgung braucht, um ein Darlehen in gleicher Höhe in 12 Jahren zurückzuzahlen, nämlich 3000 € (300.000-mal 1%). Soll die Praxis nun 50.000 € mehr kosten, muss der Praxisgründer im Monat 500 Euro mehr für Zins und Tilgung aufwenden.

2%-Regel Die 2%-Regel gilt für Kredite für alle Praxisanschaffungen, wie Geräte oder Inventar, die in 5 Jahren zurückgezahlt werden sollen. Hier rechnet man vereinfacht mit 2% im Monat für Zinsen und Tilgung: Wenn z. B. ein neues OPG 50.000 € kostet, muss der Praxisinhaber mit 1000 € Belastung im Monat kalkulieren. Dann kann er das Gerät nach 60 Monaten abbezahlt (amortisiert) haben.

3%-Regel Die 3%-Regel lautet: »Verzichte niemals auf 3% Skonto«, denn das sind die höchsten Zinsen, die man überhaupt bekommen kann. Lieferanten haben oft folgende Zahlungsbedingungen: 10 Tage mit 3% Skonto, 30 Tage netto (d. h. ohne Skonto). Der Unterschied beträgt 20 Tage; 3% für 20 Tage umgerechnet auf einen Jahreszins (p. a.) ergeben 78% Zinsen, die eine Geldanlage bringen müsste, um den gleichen Ertrag zu erwirtschaften.

4.2   Der Finanz- und Liquiditätsplan

Der Finanz- und Liquiditätsplan ist wesentlich für die Praxisgründung. Während man bei der Übernahme einer Praxis auf vergangenheitsbezogene Daten und Erfahrungswerte bezüglich der Praxisentwicklung zurückgreifen kann, steht bei der Neugründung hier erst einmal wenig Substanz zur Verfügung. Der Liquiditätsplan eines Neugründers muss demnach differenziert berücksichtigen, wie schnell die Einnahmen die Kosten der Praxis und der privaten Lebenshaltung decken, und schnellstmöglich eine Amortisation von Darlehen erreichen.

Dem Finanz- und Liquiditätsplan muss unbedingt eine Analyse des Standorts vorausgehen, um die realistischen Chancen für den Gewinn neuer Patienten und die Risiken ermitteln zu können. Danach wird der am Anfang dringend benötigte Privatbedarf bestimmt (☐ Abb. 4.1). Im Anschluss errechnet man gemeinsam mit dem Steuerberater den notwendigen Honorarmindestumsatz im 1. Jahr (▶ Abschn. 4.1.1), wobei die voraussichtlich notwendigen Investitionen, die zu erwartende Steuerlast und die Kredittilgung zu berücksichtigen sind. Dieses Vorgehen »von unten nach oben« ist von der Betriebswirtschaftlichen Auswertung (BWA) abgeleitet, bei der oben die Einnahmen, danach die Kosten und der Gewinn und »ganz unten« auf diesem Kontenrahmen dann die tatsächlichen bzw. möglichen Entnahmen aufgeführt sind.

Zur weiteren Einnahmeplanung ist es erforderlich, die Einnahmen den unterschiedlichen Einnahmearten zuzuweisen (s. Übersicht ▶ »Einnahmearten und Leistungsgruppen«), wobei mindestens die Einnahmearten »Privat« (Privatpatienten, private Leistungen für Kassenpatienten) sowie »Kasse« (Zahnersatz/Kasse, Konservierend-chirurgische Behandlungen, Parodontologie, Kieferbruch) aufzuführen sind. Zu beachten ist, dass für die meisten Neugründer Fremdlaborhonorare unmittelbar abzuführen und dementsprechend aus der Kalkulation zu streichen sind.

> **Einnahmearten und Leistungsgruppen**
>
> **Einnahmearten:**
> - KZV-Einnahmen
> - Zuzahlungen und Privateinnahmen GKV-Patienten
> - Privateinnahmen PKV-Patienten
> - Eigenlabor
> - Sonstige (z. B. Gutachter-, Seminartätigkeit)

> **Leistungsgruppen der Einnahmearten (Honorare):**
> - Konservierend-chirurgische Behandlungen
> - Parodontologie
> - Prothetik/Zahnersatz
> - Implantologie
> - Prophylaxe
> - Ästhetische Zahnheilkunde
> - Ganzheitliche Zahnmedizin
> - Kieferorthopädie
> - Cerec

Im Anschluss werden dann die jeweiligen Kostenarten aufgeführt. Hierbei sollte man sich am besten an den gebräuchlichen Kontenrahmen der BWA orientieren, der meist die in der Übersicht aufgeführten Kostenarten ausweist:

> **Kostenarten**
> - Personalkosten (ohne angestellten Zahnarzt, ohne Fremdlabor)
> - Fremdlabor
> - Materialkosten
> - Raumkosten
> - Zinsen
> - Abschreibungen (AfA)
> - Allgemeine Kosten

Die Differenz aus Gesamteinnahmen und Gesamtkosten ist das Praxisergebnis mit dem Praxisgewinn oder Praxisverlust. Wichtig zur Berechnung Ihrer wahren »flüssigen Mittel« ist der Cash Flow (☐ Tab. 4.4). Dieser setzt sich zusammen aus Ihrem Praxisergebnis zzgl. der Abschreibung. Letztere stellt eine steuerliche Berücksichtigung der Wertminderung eines Investitionsgutes im Laufe der Nutzungsdauer dar und wird lediglich als kalkulatorischer Kostenposten in der BWA aufgeführt.

■ **Verbesserung der Liquidität**

Eine Verbesserung der Liquidität lässt sich durch den Verkauf eigener Forderungen an ein Factoring-Unternehmen erreichen. Dabei übernimmt dieses folgende Leistungen:

Privatentnahme		€ / Monat	€
▷ **privater Aufwand**			
▷ private Versicherungen	vorhandene Lebensversicherungen		
▷	Altersversorgung		
▷	Krankenversicherung		
▷	Krankentagegeldversicherung		
▷	Sachversicherungen		
▷	sonstige Versicherungen		
▷ private Raumkosten	Miete Wohnraum		
▷	Mietnebenkosten (Umlagen)		
▷	Telefon		
▷	Wasser, Strom, Gas, Heizung		
▷	Haushaltshilfen		
▷ sonstige Kosten der Lebenshaltung	Essen, Trinken, Kleidung, Urlaub		
▷ laufende private Zahlungsverpflichtungen	Beiträge Bausparverträge, etc.		
▷	Zinsen, Tilgungen für Haus / Wohnung		
▷	Ratenkredite		
▷	KFZ- Kosten (privater Anteil)		
▷ Rückzahlungen für Praxis	Tilgung Praxisdarlehen		
▷	Prämien für Kapitalversicherungen (zur Tilgung Praxisdarlehen)		
▷ sonstige Kosten & geplante Invest.			
▷ Steuern vom Einkommen	Steuervorauszahlungen		
▷	voraussichtlicher Steursatz in %		%

▫ **Abb. 4.1**   Privater Aufwand

▣ Tab. 4.4 Beispiel einer Berechnung des Cash Flow	
Gesamteinnahmen	423.000 €
minus Gesamtausgaben	−289.000 €
= Praxisergebnis	134.000 €
+ Abschreibung	+16.000 €
= Cash Flow	+150.000 €

— **Patientenbuchhaltung:** Erstellung der Patientenrechnungen, Mahnwesen, Beantwortung von Patientenanfragen zur Rechnung, Erstattungsservice

— **Liquiditätssicherung:** Auszahlung der »Abrechnung« zum Wunschtermin, d. h. sofort oder zu einem späteren, individuell bestimmbaren Zeitpunkt

— **Risikosicherung:** Das Factoring-Unternehmen übernimmt das Risiko, dass der Patient die gestellte Rechnung nicht bezahlen kann

4.3 Die BWA als wichtiges Steuerungsinstrument

Aus der oben dargelegten Herangehensweise wird deutlich, dass der Zahnarzt die Betriebswirtschaftliche Auswertung – kurz BWA – als ein wichtiges Planungsmedium benötigt. Generell sollte in den ersten 36–48 Monaten möglichst eine monatliche BWA erstellt werden. Danach genügt eine Erstellung alle 3 Monate, wenn sich die Wirtschaftlichkeit (unter Berücksichtigung der geleisteten Steuerzahlungen) eingestellt hat.

Es darf an dieser Stelle auf die »Steuerfalle« hingewiesen werden, die in den ersten 3 Jahren der Existenzgründung entstehen kann, wenn nicht die Steuerschuld fortlaufend auf einem separaten Konto zurückgelegt wird. Bei einer Steuerfalle wird der Existenzgründer nach 3 Jahren 3-fach zur Steuerzahlung gebeten:

— Zum einen muss er die Steuerlast für die ersten beiden Jahre – z. B. 2010 und 2011 – abführen.

— Zum anderen wird er für das Jahr 2012 eine Anpassung oder sogar komplette Einforderung seiner Vorauszahlung begleichen müssen.

— Und last but not least wird eine Anpassung der Vorauszahlung für das kommende Quartal 2013 vorgenommen.

Es ist einiges falsch gelaufen, wenn der Zahnarzt eine höhere Nachzahlung unvermittelt ohne Rücklagen zahlen muss. Die Finanzierung von Steuern leisten die wenigsten Banken gern, zeigt es doch in den meisten Fällen ein Versäumnis des Zahnarztes als Unternehmer im wirtschaftlichen Bereich auf.

❯ **Merke: Steuern zurücklegen!** Aus unserer Erfahrung gilt folgender Richtwert: Selbst bei guter Ausgabenplanung verbleiben dem Zahnarzt vor Steuern von 100 € Umsatz knapp 30 € Gewinn, nach Steuern und der Tilgung je nach Finanzierungsmodell noch knapp 18–20 €.

4.4 Controlling und Benchmark: Steuerungselemente für jede Zahnarztpraxis

Frühzeitig sollte der Zahnarzt sich umfassende und aussagekräftige Vergleichszahlen sichern. Das von vielen Anbietern als Benchmark bezeichnete Controllingtool sollte Aussagen über eine angemessene Vergleichsgruppe liefern (▣ Tab. 4.5). Der Praxisbenchmark

— zeigt detailliert auf, wie die eigenen Leistungs- und Kostendaten im Vergleich zum Branchendurchschnitt aussehen,

— vergleicht die eigenen Kennzahlen mit den Durchschnittszahlen der Wettbewerber im gleichen Marktsegment (Region und Praxisgröße),

— stellt die eigenen Kennzahlen den Durchschnittszahlen der Wettbewerber im gleichen Umsatzsegment gegenüber.

In der Bewertung der betriebswirtschaftlichen Seite einer Zahnarztpraxis hilft die Kenntnis von Kennziffern. Wenn bestimmte Werte aufgrund der höheren Ausgaben und der erst wachsenden Einnahmen zum Beginn der Praxistätigkeit sich verändern, so sind die in ▣ Tab. 4.6 aufgeführten Kennziffern wichtige Anhaltspunkte.

◘ **Tab. 4.5**   Benchmark – durchschnittliche Werte einer zahnärztlichen Einzelpraxis (eigenes Zahlenmaterial)

Werte für …	Westliche Bundesländer	Östliche Bundesländer
Einnahmen		
Gesamtumsatz	423.000 €	296.000 €
Stundenumsatz	250 €/h	180 €/h
Honorarumsatz (ohne Fremdlabor)	348.000 €	235.000 €
Durchschnittliche Fallzahl/Quartal	500 Fälle	510 Fälle
Umsatz je Fallwert, inkl. Zuzahlung (GKV), ohne PKV-Fallwert	ca. 180 €/Fall	ca. 150 €/Fall
PKV: Anzahl an Fällen	ca. 100 Fälle	ca. 50 Fälle
PKV-Liquidation je Fall	ca. 330 €	ca. 320 €
Kosten		
Gesamtkosten	289.000 €	195.000 €
Kostenanteil (Kosten im Verhältnis zum Gesamtumsatz)	68%	65%
Fremdlabor	19–21%	18–20%
Personalkosten (ohne angestellten Zahnarzt, ohne Fremdlabor)	19–21%	18–20%
Materialkosten	5%	4%
Raumkosten	2%	1,5%
Zinsen	3–6%	3–7%
Abschreibungen (AfA)	3–5%	3–4%
Ergebnis/Gewinn vor Steuern	134.000 €	101.000 €
»Cash Flow« (Durchschnitt)	144.000 €	111.000 €
Privatumsatzanteil	51%	41%
Privatpatientenanteil	10–18%	6–12%
Arbeitszeit pro Woche		
Behandlungszeit	35–38 h/Woche	
Verwaltungszeit	8–9 h/Woche	
Sonstiges (Fortbildung etc.)	3–5 h/Woche	

◘ **Tab. 4.6**   Kennzahlen

Kennzahl	Rechenweg	Vergleichswert: kritisch
Umsatzrendite	Gewinn vor Steuern geteilt durch Gesamtumsatz	<20%
Personalkostenanteil (ohne Eigenlabor, ohne angestellten Zahnarzt)	Personalkosten geteilt durch Gesamtumsatz	>30%
Entschuldungsquote	Cash Flow geteilt durch Summe an Restschulden	<30%

◪ **Tab. 4.6** Fortsetzung

Kennzahl	Rechenweg	Vergleichswert: kritisch
Entnahmequote	Entnahmen (inkl. Versicherung, Steuern) geteilt durch Umsatz	>33%
Umsatz je Arztstunde	Gesamtumsatz geteilt durch Behandlungsstunden Zahnarzt	<140 €

Wichtig ist es im Praxisalltag zudem für viele Zahnärzte, dass Zahlen grafisch aufbereitet werden, um einen schnellen Überblick über Veränderungen und den Vergleich zur Zielplanung zu erhalten.

4.5 Checkliste für die Auswahl eines passenden und unabhängigen Steuerberaters

Bei der Wahl ihres Steuerberaters entscheiden sich viele Existenzgründer sehr schnell. Der Steuerberater hat nach unserer Auffassung jedoch auch die Funktion eines »Lotsen« und wird sich besonders am Anfang öfter in Ihr Praxisgeschehen aktiv einmischen; die Qualität seiner Beratung hat also einen hohen Stellenwert. Wie Sie einen guten Steuerberater von einem »Steuerverwalter« unterscheiden können, zeigt diese Checkliste:

- Wie hat sich der Steuerberater auf das Erstgespräch vorbereitet?
- Welche Spezialbereiche deckt er ab? Wie viele Zahnärzte hat er zurzeit in der Beratung?
- Passt es beim ersten Termin auch auf der menschlichen Ebene zwischen Ihnen beiden? Spricht er mit einem Laien auch verständlich? Beantwortet er Ihre Fragen geduldig und hinreichend?
- Wenn Sie Zahlen und BWAs Ihres Übergebers mitbringen: Wie geht er an das Zahlenmaterial heran? Spricht er dabei auch unangenehme Erkenntnisse an oder übt er sich in Schönrederei oder sogar in Schwarzmalerei, nur um bei Ihnen zu »punkten«?
- Soweit Sie ihm ein Mandat für Ihren persönlichen Bereich (Einkommensteuer) erteilen wollen, wird Ihnen ein kompetenter Berater z. T. recht indiskrete Fragen stellen (z. B. über Ihre Familie und deren Zusammenhalt, aber auch über alle Einkommensquellen, auch aus Immobilien- wie aus Wertpapierbesitz).
- Fragt er nach Ihren künftigen zahnärztlichen Vorhaben und Zielen?
- Wie erfolgt die Mandantenbetreuung? Individuell (eher unrealistisch) oder durch Mandantenbriefe (mit nur allgemeinen Steuerinformationen oder auf die Praxis zugeschnittenen Informationen)? Wie oft im Jahr sind Betreuungsgespräche mit dem Mandanten vorgesehen? Zumindest 2-mal anlässlich der BWA-Besprechung sollte realistisch sein.
- Zeigen Sie sich Ihrerseits offen und sprechen Sie Ihre Probleme ehrlich an, denn Vertrauen muss auf beiden Seiten bestehen.
- Präsentiert Ihnen der Steuerberater bereits für das Anbahnungsgespräch eine nicht unerhebliche Rechnung, müssen Sie sich auf selbstbewusste Honorarforderungen in der Zukunft einstellen, bietet die Steuerberatergebührenverordnung doch Raum für bescheidene wie für hohe Honorare. Andererseits sollten Sie bedenken, dass ein wirklich guter Steuerberater sein Honorar auch wert ist, ein schlechter hingegen nicht einmal ein Minimalhonorar.
- Die Höhe des Steuerberaterhonorars bemisst sich nach der Steuerberatergebührenordnung mit 3 verschiedene Gebührenarten: Wertgebühr, Zeitgebühr (19–46 € je angefangene halbe Stunde, sofern nicht ein höherer Satz vereinbart wurde) und Betrags(rahmen)gebühr.
  Stehen neben der steuerlichen Beratung auch die regelmäßige Buchführung sowie der Jahresabschluss als »Gesamtwerk« im Vordergrund des Mandantenauftrags, kann ein pauschaliertes Festhonorar vereinbart werden.

Dessen Vorteil ist die Kalkulierbarkeit durch den Mandanten. Der Nachteil: Wegen der nie vorhersehbaren Schwierigkeit des Auftrags wird es der Steuerberater meist großzügig bemessen.

Umgang mit Stress, Risiken und Verhandlungen

Francesco Tafuro

In unseren Gesprächen haben wir mehrheitlich Zahnärzte erlebt, die ihren Beruf auch nach vielen Berufsjahren noch gerne ausüben. Die Behandlung von Patienten ist vielen nach wie vor eine Freude, deren Zufriedenheit eine wichtige Motivation. Der damit in Zusammenhang stehende Wunsch nach einer perfekten Behandlung ist uns in unserer Arbeit ebenfalls häufig begegnet. Es wurde jedoch auch deutlich: Jeder Perfektionist kann schnell an seine Grenzen stoßen.

Neben der Freude an der zahnärztlichen Tätigkeit sind vielen Zahnärzten bei der Wahl des Berufs auch die wirtschaftlichen Möglichkeiten wichtig. Das jährlich erscheinende KZBV-Jahrbuch verzeichnete für 2011 bei Zahnärzten in Deutschland ein durchschnittliches verfügbares Einkommen von 70.100 € nach Abzug von Steuern und Beiträgen, bei einer allerdings deutlich überdurchschnittlichen Arbeitszeit von 47,5 Stunden pro Woche. Der Anteil der Arbeitszeit am Behandlungsstuhl ist dabei mit 32,4 Stunden pro Woche stabil geblieben, die Arbeiten um die Behandlung herum haben jedoch zugenommen.

Der Zahnarzt von heute muss sich zunehmend mit Anforderungen auseinander setzen, die mit seinem erlernten Beruf wenig zu tun haben. Das Institut der Deutschen Zahnärzte (IDZ) hat in seiner Forschungsarbeit »Rollenverständnis von Zahnärztinnen und Zahnärzten in Deutschland zur eigenen Berufsausübung« (Micheelis, Bergmann-Krauss u. Reich 2010) jene Faktoren aufgeführt, welche die Unabhängigkeit des Zahnarztes deutlich stören. Hierbei wurden die starke Belastung durch die zunehmende Bürokratie und die wahrgenommene Dominanz der Krankenkassen sowie die Beschränkung in der Entscheidungsfreiheit bei den zahnärztlichen Leistungen und eine zunehmende Bedeutung des Faktors Wirtschaftlichkeit in der Behandlung benannt.

In unserer täglichen Arbeit als Praxiscoach erleben wir oft folgenden Vorgang, der zu einer erheblichen Stressbelastung führt: Der Existenzgründer baut sich in den ersten Jahren seiner Selbstständigkeit richtigerweise ein individuelles Arbeitssystem auf. Erhöht sich die Patientenanzahl im Laufe der Zeit oder verknappt sich seine Arbeitszeit durch Urlaube oder Krankheiten, gleicht er dies durch Mehrarbeit oder ein höheres Arbeitstempo aus. Diese Strategie funktioniert in den Pionierjahren sehr gut, wird jedoch im Laufe der Jahre und mit zunehmenden Aufgaben, die mehr Zeit in Anspruch nehmen, stark strapaziert. Viele Zahnärzte kompensieren dies über einen langen Zeitraum, sind selbst weiterhin die stärksten Umsatzträger ihrer Praxis und verzichten auf die Einbindung des Teams in Bereichen wie Prophylaxe, Beratung, Verwaltung oder Korrespondenz mit Krankenkassen. Zu spät wird dann eine zahnärztliche Kraft als Ergänzung gesucht, die zu den Ansprüchen passt, zu schnell der erstbeste Kandidat eingestellt; dem Praxisinhaber fehlt dann zudem die Zeit für die notwendige Einarbeitung, da keine Pufferzeiten bei der Terminplanung vorgesehen werden.

5.1 Lernen, mit Stress und Ängsten umgehen

Die Selbstständigkeit verlangt vom Zahnarzt ein hohes Maß an Kompetenz im Umgang mit Stress. Die Belastungen sind in vielen Situationen enorm, verlangen doch z. B. Patienten oder auch Mitarbeiter stets Entscheidungen und bestmögliche Führung. Der Zahnarzt muss sich selbst und seine Praxis also führen und managen. Dies verlangt einen klaren Kopf und den notwendigen Abstand ebenso wir den richtige Umgang mit Stress.

Planung gegen Fremdbestimmung Wichtigstes Erfolgselement für den Zahnarzt ist die Planung. Ihr Terminplan sollte dem von Ihnen gewünschten Rhythmus entsprechen und dennoch Puffer für Unvorhergesehenes beinhalten. Nach unserer Erfahrung braucht der Zahnarzt heute zwischen 10 und 20% seiner Zeit für Unerwartetes wie Schmerz- und Notfälle. Planen Sie daneben Zeit für Büro- und Verwaltungsarbeiten ein – und dies am besten nicht nur zwischen den einzelnen Behandlungen.

Es gilt der Grundsatz: Zeit, die Sie nicht selbst verplanen, wird mit Sicherheit von anderen in Beschlag genommen oder von Ihnen selbst mit nebensächlichen Arbeiten verbracht. Dann arbeiten Sie vielleicht viel, schnell und lange, aber an den falschen Dingen. Und damit entfernen Sie sich von Ihren Zielen, statt ihnen näher zu kommen.

Schlaf und Entspannung Kennen Sie das Phänomen, dass Sie in Zeiten von Durcheinander, Stress und Hektik schlechter schlafen? Die Unzufriedenheit mit dem abgelaufenen Tag und die Sorge um den kommenden beeinträchtigen die Qualität des Nachtschlafs.

Mit besserer Planung und klareren Prioritäten blicken Sie abends zufriedener auf den Tag zurück und optimistischer und motivierter auf den kommenden. Sie schlafen gesünder, regenerieren sich besser und haben mehr Reserven für wirklich unvermeidliche Stresstage. Das Einzige, was dann noch zu tun bleibt: Gönnen Sie sich ausreichend Schlaf!

Ordnung am Arbeitsplatz Menschen mit überfüllten Schreibtischen sind häufig mit dem Umherschieben von Unterlagen und der Suche nach Dokumenten beschäftigt: Eine Minute hier und eine dort summieren sich schließlich auf mehrere Stunden pro Woche.

Bewusste Pausen Durcharbeiten anstatt Pausen einzulegen, Versäumtes unter Zeitdruck aufzuholen und gleichzeitig Neues voranzubringen – das wird schnell zum Bumerang.

Wer pausenlos arbeitet, verliert an Kreativität und Energie. Spätestens am Nachmittag reicht die Kraft dann nicht mehr für Aufgaben, die vollen Einsatz erfordern. Dann beginnt der Teufelskreis von Aufschieben, Nachtarbeiten, Überstunden und Unzufriedenheit mit dem eigenen Leistungsvermögen.

Eine Viertelstunde als Abschaltpause und zwischendurch einige 5-Minuten-Einheiten mit einem Kaffee oder Tee sind auf jeden Fall sinnvoller als gar keine Pause!

Die Balance bewahren In Tafuro & Franzen, 2012, haben wir ausgeführt, wie persönliche Zufriedenheit erzielt werden kann und somit Stress besser gemanagt wird. Es sind 7 Säulen, auf denen Ihr Leben ruht: Gesundheit, Familie, Finanzen, Intellekt, Freunde und Bekannte, Beruf und Spirituelles. Gerät nur eine einzige dieser Säulen in deutliche Schieflage, werden im Dominoeffekt automatisch andere in Mitleidenschaft gezogen. So wirken sich beispielsweise gesundheitliche Probleme auf Ihre beruflichen Leistungen aus. Das wiederum kann vermehrten Stress nach sich ziehen, den Sie dann in die Familie hineintragen.

Je früher Sie solche Statikveränderungen erkennen und bereit sind gegenzusteuern, desto leichter sind sie zu korrigieren. Zwar werden Sie Ihre Zeit und Kraft nicht täglich im selben Maß für alle Säulen einsetzen können. Aber auf lange Sicht und als stetige Lebensaufgabe sollten Sie dieses Fundament in Balance halten.

5.2 Risikoabsicherung

Mit dem Tag des Eintritts in die Selbstständigkeit ändert sich der Versicherungsstatus des Zahnarztes. Hierbei sind zum einen die gesetzlichen Grundlagen sowie zum anderen das größere Risiko zu beachten, das nun abgesichert werden muss. Denn ein Ausfall des Zahnarztes hätte nun nicht nur für ihn persönlich Konsequenzen; im Krankheitsfall trägt er weiterhin die Verantwortung für alle Kosten wie z. B. für die Darlehen; darüber hinaus müssen ggf. weitere Risiken abgeschätzt werden.

Altersvorsorge Natürlich ist zuvorderst die Altersvorsorge zu nennen, die aufgrund des demografischen Wandels unabhängig von der immer noch guten Verzinsung beim Versorgungswerk eine weitere persönliche und frühzeitige Absicherung des Zahnarztes verlangt. Eine Aufstockung durch private Versicherungen sollte hier geplant werden.

Berufsunfähigkeit und Krankheit Der selbstständige Zahnarzt sollte sich in jedem Fall gegen Berufsunfähigkeit versichern. Zudem können auch kurzzeitige Krankheiten und sonstiger Umsatzausfall gerade in der Anfangsphase zu einem existenziellen Problem werden. Aus unserer Berufserfahrung heraus können wir hinzufügen, dass hier eine zu geringe Versicherungssumme häufig in die falsche Richtung führt. Persönliche Krankheiten oder Unfälle sollte der Zahnarzt ebenfalls ab dem ersten Tag seiner Existenzgründung versichern, um den Umsatzausfall aufzufangen. Es sollte sichergestellt werden, dass das Krankentagegeld – abhängig von den privaten Reserven – frühzeitig gezahlt wird.

Bei der privaten Krankenversicherung sollte der Existenzgründer beachten, dass durch seine Selbstständigkeit naturgemäß die Arbeitgeberbeteiligung wegfällt (in der Assistenzzeit war noch eine Karenzzeit von 42 Tagen gegeben, die der Dauer der Lohnfortzahlungspflicht des Arbeitgebers entspricht) und er diese nun allein zu tragen hat. Mit Ihrem Steuerberater sollten Sie besprechen, welchen Tagessatz Ihre Krankenhaustagegeldversicherung abdecken sollte. Dies ist abhängig von dem notwendigen Mindesttagesumsatz Ihrer Praxis.

Haftpflicht Berufliche und private Haftpflichtversicherungen sind existenziell und im Rahmen der sicherlich klagebereiteren Patientenklientel in den nächsten Jahren auch eine wichtige Absicherung. Hier lohnt sich der Vergleich unter Kollegen, um ideale Haftpflichtversicherungsbedingungen zu erzielen.

Rechtsschutz Eine Rechtsschutzversicherung ist in den meisten Fällen ebenfalls indiziert. Achten Sie hier darauf, dass eindeutig geregelt ist, welche Dinge die Rechtsschutzversicherung – nach Abzug einer gewissen Selbstbeteiligung – übernimmt.

Praxisinventar Die Praxisinventarversicherung ist existenziell und gewährt einen finanziellen Ausgleich für Schäden am Inventar durch Feuer, Einbruchdiebstahl, Raub, Leitungswasser und Sturm. Auch hierbei sollte der Tarif gerade bei der Neugründung so gewählt sein, dass man von einer Neuwertversicherung ausgeht, um besonders bei Eintritt eines Schadens in den ersten Jahren eine gleichwertige Praxisausstattung sicherstellen zu können. Klären Sie daneben mit Ihrem Versicherungsvertreter die notwendige Höhe der Einbruchdiebstahlversicherung, um eine insgesamt passende Summe zu vereinbaren.

Umsatzausfall Die Praxisunterbrechungsversicherung hat im Schadensfall schon vielen Praxen die Existenz gesichert. So haben wir es mehrfach erlebt, dass ein kapitaler Wasserschaden, verursacht durch Kleinigkeiten, die Arbeit in einer Praxis durchaus 3–4 Wochen lähmt. Von der Versicherung werden die fortlaufenden Kosten, wie z. B. Löhne, Gehälter und Mieten, bis zu dem Zeitpunkt, zu dem die Praxistätigkeit wieder aufgenommen werden kann, übernommen, und auch ein gewisser Teil des entgangenen Betriebsgewinns wird ausgeglichen. Der entstandene Umsatzausfall ist hier aber natürlich vorzufinanzieren; wichtig ist es daneben, eine ausreichende Höhe der Schadensausfallsumme sicherzustellen.

Notwendiger Versicherungsbedarf Stimmen Sie unter allen Umständen mit einem neutralen weiteren Berater neben Ihrem Versicherungsvertreter den Umfang der Versicherung ab, bevor Sie ein umfassendes Paket abschließen. Gerade hier haben gemäß unserer Erfahrung viele Vertreter aufgrund der Provisionsregelung v. a. ihren eigenen Vorteil im Auge. Der unabhängige Blick eines objektiven Beraters und Vertrauten sichert Ihnen einen notwendigen und nicht übertriebenen Versicherungsschutz.

Im Klaren sein sollten Sie sich zudem darüber, dass Sie sich niemals zu 100% gegen alle Risiken absichern können; und selbst wenn dies möglich wäre, würde es bedeuten, dass Sie so viele Beiträge bezahlen müssten, dass dies enorme Auswirkungen auf Ihren benötigten Tagesumsatz hätte. Der Existenzgründer hat also in jedem Fall mit einem gewissen Restrisiko zu leben und von den Einnahmen aus seiner Praxistätigkeit Reserven für diese Fälle zur Seite zu legen.

5.3   Verhandlungen und Umgang mit unangenehmen Situationen

Selbstständige Zahnärzte finden sich häufig in unangenehmen Situationen im Umgang mit Menschen wieder. Sei es die Verhandlung der Mietvertragsklauseln oder die Einstimmung des Teams auf das neue Behandlungskonzept oder die längeren Öffnungszeiten: In diesen und vielen anderen Fällen muss der Zahnarzt dem Gegenüber eine Position vermitteln, die auf der einen Seite für seine Praxis existenziell sein kann, auf der anderen Seite aber für den anderen ein finanzielles Zugeständnis oder im Falle des Teams das Einstellen auf komplett neue Gewohnheiten darstellt.

5.3.1   Verhandlungen

»Schwarz oder weiß, hopp oder topp«, so lautet die Verhandlungsstrategie von vielen. Die ganz harte oder die ganz weiche Linie werden zu oft bevorzugt. Um diesen beiden Extremen zu entgehen, ist ein sachgerechtes Verhandeln nötig. Dabei kommt es darauf an, so weit wie möglich auf einen Nutzen beider Verhandlungspartner hinzuarbeiten. Das bedeutet: Konsequent in der Gesamtheit sein, aber in einzelnen Punkten immer wieder nachgeben.

Verpönt sind dabei Tricks und Imponiergehabe. Halten Sie Eitelkeiten außen vor, denn das Ziel ist es, eine für beide Seiten vernünftige Übereinkunft zu erzielen.Schneller und besser kommen Sie zum Ziel, wenn Sie folgendes beachten:

1. Unterscheiden Sie zwischen Menschen und Problemen
   - Sagen Sie immer: Hier bin ich als Person, und dort ist mein Problem, mein Ziel: Was hat das mit mir als Person zu tun? Konzentrieren Sie sich ganz auf Ihr Ziel.
   - Dann analysieren Sie Ihren Verhandlungspartner: Welche persönlichen Interessen, welche Werte und Gefühle hat er? Welche sachlichen Interessen verfolgt er? Was will ich erreichen, was will ich ihm beweisen? Und was will er wirklich?
   - Verhandeln Sie nie im »Martin-Luther-Stil«: Hier stehe ich, ich kann nicht anders. Geschäftliche Verhandlungen sollen nicht in Prinzipienreiterei ausarten.
2. Beharren Sie nicht auf fixen Positionen
   - Stellen Sie Ihre Interessen ins Zentrum der Verhandlungen, nicht feste Positionen. Sagen Sie z. B. nicht: Über einem Mietpreis von 20 €/qm gehe ich auf keinen Fall. Wenn Sie eine derartige Aussage einmal getroffen haben, kommen Sie von dieser Position ohne Gesichtsverlust kaum noch herunter. Fragen Sie sich stattdessen: Was will ich in dieser Verhandlung erreichen? Ein bestimmtes Umsatzziel, einen bestimmten Deckungsbeitrag, mehr Prestige für meine Praxis?
   - Fragen Sie sich: Nehmen wir an, ich lasse mich auf 20 €/qm inkl. Umbaukosten

hochhandeln: welche Konsequenzen hätte das?
3. Wägen Sie alle Möglichkeiten ab
   - Spielen und rechnen Sie alle Entscheidungsmöglichkeiten durch. Analysieren Sie: Was kann ich akzeptieren? Wo ist meine Schmerzgrenze? Welche Alternativen oder Zugeständnisse kann ich meinem Verhandlungspartner anbieten?
   - Suchen Sie nach dem Nutzen und den Vorteilen für sich und Ihren Verhandlungspartner.
   - Bereiten Sie sich auf alle seine möglichen Argumente vor. So sind Sie sicher vor Überraschungen und müssen nicht unter Zwang Entscheidungen treffen.
4. Betonen Sie Objektivität und Neutralität
   - Viele Menschen argumentieren offen in ihrem eigenen Interesse, z. B.: »Sie müssen mich verstehen« oder: »Ich kann das nicht akzeptieren.« Stellen Sie diesen Wünschen nicht Ihre eigenen entgegen.
   - Bringen Sie stattdessen einfach den Wunsch nach Neutralität und Ausgewogenheit ins Spiel. Diesem Wunsch kann man sich kaum guten Gewissens entziehen, ohne als hemmungsloser Egoist zu gelten. Sagen Sie z. B. folgende Sätze: »Wir wollen aber doch beide keine einseitige Bevorzugung. Wir wollen doch beide ein faires Ergebnis. Sie kennen doch auch die Marktpreise und wissen, dass ich nicht anders kalkulieren kann.«
   - Bitten Sie Ihren Verhandlungspartner, gemeinsam mit Ihnen nach objektiven Kriterien für ein faires Ergebnis zu suchen. Diese können z. B. wissenschaftliche Erkenntnisse, Gerichtsurteile, Traditionen, Gepflogenheiten der Branche, frühere Vergleichsfälle oder bisherige gemeinsame Geschäfte sein.

5.3.2   Mitarbeiterkritikgespräch

Türöffner in Sachen Mitarbeitermotivation sind Freundlichkeit und gegenseitiger Respekt im Umgang miteinander. Konflikte trägt man am besten hinter verschlossenen Türen aus, Kritik in sachlicher und konstruktiver Form vor – möglichst unter

A₁ Ausgangslage...
... das Verhalten: was ist konkret passiert?

A₂ Auswirkungen...
... z. B. auf Patienten, auf Ihre Arbeitsabläufe, auf das Image, auf die Praxis allgemein

A₃ Alternativen...
... wie soll sich Ihre Mitarbeiterin alternativ verhalten? = gewünschtes Zielverhalten

◘ **Abb. 5.1**   Effektivere Kritikgespräche durch »3xA«

vier Augen. Der Zahnarzt als Teamleiter sollte seine Mitarbeiterinnen angemessen loben und auch ein Ohr für private Belange haben. Regelmäßige Teammeetings und evtl. interne Praxisworkshops sind ideal, um die eigenen Ziele zu formulieren und deren Umsetzung zu kontrollieren. Hier können sich Zahnarzt und Mitarbeiter kreativ in die Choreografie der Praxisabläufe einbringen, relevante Themen besprechen und verbindliche Lösungswege erarbeiten. Besonders motivationssteigernd wirkt eine Freizeitaktivität für das gesamte Team, etwa ein gemeinsames Abendessen oder ein Ausflug.

Ist jedoch das Kritisieren eines Fehlverhaltens nötig, hat sich der folgende Ansatz bewährt (s. auch ◘ Abb. 5.1):

- **Ausgangslage (A₁):** Erläutern Sie der Mitarbeiterin, welches Verhalten nicht gut war bzw. was Sie unter Umständen enttäuscht hat.
- **Auswirkungen (A₂):** Stellen Sie Ihrer Mitarbeiterin die Frage: »Können Sie sich vorstellen, welche Auswirkungen das hat?« Zeigen Sie Ihrer Mitarbeiterin auf, welche Konsequenzen das jeweilige Verhalten für die gesamte Praxis bzw. für das Team hat. Sie zeigen der Mitarbeiterin so den Sinn bzw. Grund der von Ihnen gewünschten Verhaltensänderung auf.
- **Alternativverhalten (A₃):** Arbeiten Sie mit der Mitarbeiterin durch Fragen das fehlerhafte Verhalten auf. Erarbeiten Sie die Verhaltensweisen, die Sie stattdessen in Zukunft sehen wollen. Diese Alternativen sollten deckungsgleich mit Ihren unter »Auswirkungen« (A₂) genannten Gesprächszielen sein.
- **Aktion/Termin:** Vereinbaren Sie zum Gesprächsabschluss mit der jeweiligen Mitarbeiterin einen konkreten Termin, zu der Sie

entweder die Umsetzung kontrollieren oder aber die Ausarbeitung der »persönlichen Mitarbeiterziele« sehen möchten.

- **Angemessene Einstimmung und Einstellung:** Achten Sie insbesondere bei den dominanten, gewissenhaften Mitarbeiterinnen darauf, nicht »zu freundlich zu sein«, um eine »ernsthafte« Atmosphäre in dem Kritikgespräch aufzubauen, sonst laufen Sie Gefahr, das Ergebnis zu »verwässern«. Zu Beginn des Kritikgesprächs sollte die Mitarbeiterin zunächst die Dinge kennen lernen, die Sie an Ihr schätzen. Benennen sollten Sie deshalb auch, welche Stärken Sie der Mitarbeiterin gerade in ihrer Praxis zuschreiben.

Umgang mit Kritik

Wie gehen Sie mit Kritik um, wenn Sie beispielsweise für einen Fehler kritisiert werden, der aufgrund schlechter Kommunikation entstand und für den Sie sich nicht verantwortlich fühlen? Oder im Falle eines Fehlers, der tatsächlich auf Ihr Konto geht? Oder im Falle einer kritischen Bemerkung, bei der Ihr Gegenüber ganz offensichtlich nur Dampf ablassen wollte?

Was von außen kommt, können Sie nicht kontrollieren; sehr wohl aber Ihre eigene Reaktion auf Kritik. Es liegt in Ihrer Hand, ob Sie eine kritische Bemerkung als eine Ab- und Beurteilung begreifen und Wut, Zorn, Frustration oder auch Rachegelüste empfinden. Oder ob Sie die Kritik inhaltlich prüfen und in 2 Kategorien einordnen: auf der einen Seite gerechtfertigte Kritik als positives, nützliches Feedback, auf der anderen Seite ungerechtfertigte Kritik als eine Äußerung, die mehr über den Kritisierenden aussagt als über Sie selbst, den Kritisierten.

• **Kritik nicht persönlich nehmen**
Gewinnen Sie Abstand. Rufen Sie sich sofort ins Bewusstsein: Es handelt sich um eine Momentaufnahme Ihres Tuns, Denkens, Verhaltens, das gerade durch die individuelle Brille des Kritikers beurteilt wird. Es geht niemals um Ihre Person.

▪▪ **To-do**
- Gewinnen Sie Abstand, indem Sie nachfragen. Was genau meint Ihr Gegenüber? Um welche konkreten Inhalte geht es?

— Das Nachfragen ist auch dann hilfreich, wenn der Kritiker nur seine Emotionen bei Ihnen ablädt und offen lässt, was eigentlich der Kern seiner Kritik ist. Bleiben Sie ruhig, fragen Sie nach.

— Lassen Sie unsachliche Äußerungen nicht an sich herankommen. Machen Sie sich dazu folgende Erkenntnis zu Eigen: Die Kritik spiegelt zunächst einmal den Kritiker wider, nicht den Kritisierten.

● **Innere Balance behalten**

Achten Sie auf Ihre Atmung. Bewahren Sie eine Körperhaltung, die Ihre Stärke ausdrückt, und »knicken« Sie nicht ein.

— Machen Sie sich Ihre Gedanken und Gefühle in diesem Moment bewusst.

— Rufen Sie sich in Erinnerung, was Sie getan haben, bevor die Kritik Sie traf; knüpfen Sie rasch an Ihre Kompetenzen an. Dann können Sie Ihr inneres Gleichgewicht leichter wiederherstellen.

■■ **To-do**

— Überlegen Sie sich: Welche Art der Kritik bringt Sie besonders aus dem Gleichgewicht? Was ist der Auslöser? Wie können Sie zukünftig anders reagieren, um Ihre Balance zu halten?

— Spielen Sie solche Varianten am besten einmal in Gedanken durch, dann ist die Gegensteuerung leichter abrufbar.

— Achten Sie auf Ihre typischen Symptome und Impulse. Sobald diese in einem Kritikgespräch auftreten, steuern Sie gegen.

— Sagen Sie innerlich »Stopp!« zu negativen Gedanken und versuchen Sie auch durch bewusstes Atmen, den Körper entspannt zu halten.

● **Kritik nicht vorbehaltlos annehmen**

Überprüfen Sie, welcher Anteil der Kritik wirklich für Sie und Ihre Arbeit relevant ist. Hüten Sie sich davor, der Kritikbotschaft zu viel Gewicht beizumessen oder sie gar automatisch als unumstößliche Wahrheit zu sehen, unabhängig davon, wie dramatisch, laut oder vehement sie an Sie herangetragen wird. Denken Sie daran: Die Kritik offenbart einzig und allein die Sichtweise des Kritikers. Sie spiegelt dessen Wirklichkeit wider, nicht unbedingt die Ihre!

■■ **To-do**

In der Schnelle des Kritikgesprächs fällt ein gründliches Hinterfragen des Gesagten manches Mal schwer, v. a. wenn der Kritiker gar kein Interesse daran zeigt. Richten Sie dann Ihre Aufmerksamkeit zunächst einmal darauf, die folgenden beiden Fragen zu beantworten:

— Was ist die Kernaussage der Kritik?

— Welcher Teil der Kernaussage trifft zu?

Um eine kritische Aussage zu zerlegen, können Sie auch die 4 Botschaften des Kommunikationsquadrats betrachten:

— Die Sach-Seite: Was wird inhaltlich geäußert?

— Die Selbstoffenbarungs-Seite: Was offenbart der Kritiker über sich selbst? Was lernen Sie über ihn?

— Die Beziehungs-Seite: Wie sieht der Kritiker Sie und die (Arbeits-)Beziehung zu Ihnen?

— Die Appell-Seite: Was sollen Sie nun eigentlich künftig tun bzw. unterlassen? Welche Forderung hat der Kritiker an Sie?

— Betrachten Sie nun, aus sicherer Distanz, die Kritik als Feedback: Sie selbst wählen aus, was Sie davon nutzen wollen. Was können Sie an interessanten Informationen über sich selbst, über den Kritisierenden sowie über Ihre Beziehung zu dem Kritisierenden gewinnen?

— Machen Sie sich dann selbstbestimmt und selbstverantwortlich an die Behebung derjenigen Fehlerpunkte, die Sie als wichtig und als korrekt beanstandet analysiert haben.

Praxismarketing als Erfolgsmodul

Francesco Tafuro

Es gibt eine Vielzahl von Gründen, die zu einer zunehmenden Bedeutung von Praxismarketing in der Zahnarztpraxis geführt haben. Ein Beispiel ist die wachsende Anzahl an Zahnärzten, die nicht nur in Städten zu einem gestiegenen Wettbewerb geführt hat (◘ Abb. 6.1). Die verschiedenen Gesundheitsreformen haben es zudem den Zahnarztpraxen quasi zur zusätzlichen Aufgabe gemacht, den Patienten über außervertragliche Alternativen aufzuklären, denn eine Zahnarztpraxis kann heute ohne Zuzahlungsleistungen betriebswirtschaftlich nicht mehr überleben.

6.1   Das Verhältnis Praxis und Patient im Wandel

Mit der Zunahme des Wettbewerbs und dem verstärkten Anbieten privater Leistungen ging nach unserer Erfahrung auch einher, dass vermehrt aufgeklärte und kritische Patienten in die Praxen kamen. Eine Untersuchung des Instituts der Deutschen Zahnärzte (IDZ) (Micheelis u. Süßlin 2012) stellt z. B. fest, dass knapp 14,3% aller Patienten eine Zweitmeinung einholen. Sogar 27,4% der Patienten informieren sich im Internet, um bei einer Entscheidung mitreden zu können.

In knapp 3000 Gesprächen mit Patienten haben wir im Rahmen von Praxisanalysen die in der Übersicht (▶ Woran ein Patient eine gute Praxis festmacht) aufgeführten Aspekte ausgemacht, die für den Patienten letztlich entscheidend sind, ob er eine Praxis als sehr gut ansieht oder nicht. Zahnärzte wurden in den vergangenen Jahren immer besser, aber die Ansprüche der Praxisbesucher sind punktuell noch schneller gestiegen.

Woran ein Patient eine gute Praxis festmacht (Quelle: Patientenbefragungen Tafuro & Team)
- Ausstattung der Praxis (helle, freundliche Praxis; gut erreichbar)
- Atmosphäre in der Praxis (zwischen Zahnarzt und Team, innerhalb der Teams etc.)
- Moderne und bewährte Therapien, die Abdruck, »Spritze« oder »Bohrer« ersetzen
- Angemessene Wartezeit zwischen 11 und 21 Minuten
- Sichere Behandlungsabläufe
- Professionelles und sympathisches Auftreten des Teams
- Verständliches Beratungsgespräch mit Auswahlmöglichkeiten
- Begrüßung und Verabschiedung

Auffallend ist bei Patienten in Zahnarztpraxen, dass diese heute verstärkt auf weiche Faktoren wie das Gefühl von Vertrauen oder Geborgenheit achten. Aber auch moderne Behandlungstechniken haben in den letzten Jahren laut unserer Befragungen bei den Patienten einen höheren Stellenwert erhalten, v. a. wenn es um die Vermeidung von unangenehmen Behandlungsschritten geht. Die Ansprüche an die Mitarbeiterin am Empfang und beim Terminmanagement sind ebenfalls angestiegen; besonders die Rezeption wird als »Visitenkarte« der Praxis wahrgenommen. Bei der Terminierung verlangt der heutige Patient Verständnis für Behandlungen außerhalb seiner Arbeitszeiten. Pluspunkte können Praxen immer noch sammeln, wenn PZR und Kontrolltermin in einer Sitzung möglich sind.

Noch interessanter erschien uns, dass expandierende Praxen mit mehreren Zahnärzten insgesamt am kritischsten gesehen werden. In den Gesprächen wurde deutlich: Je mehr die Bindung an den Zahnarzt (z. B. durch angestellte Zahnärzte) verloren geht, desto stärker äußert der Patient den Wunsch nach einem persönlichen, immer gleichen Ansprechpartner.

Knapp jeder zweite Patient war immer noch bei seinem Hauszahnarzt und gab an, bisher keine Zweitmeinung eingeholt zu haben. Die Bandbreite der Wünsche der Patienten an ihre Zahnarztpraxis ist jedoch groß und variiert je nach Praxis. Erfolgreich wird eine Praxis, wenn es ihr gelingt, die Erwartungen der Patienten zu übertreffen; noch stärker findet sie Anklang, wenn der Patient die Erfahrung macht, dass auftretende Probleme aufmerksam und angemessen gelöst werden. Ein Modell, das diese von Erfahrungswerten ausgehende Tatsache illustriert, nennen wir das 3-11-15-Modell (◘ Abb. 6.2).

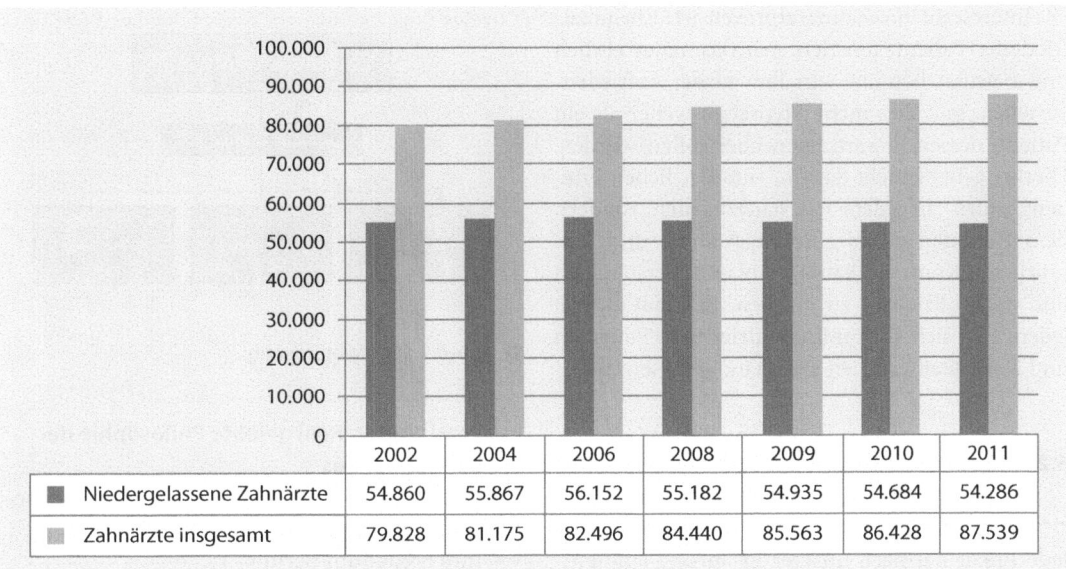

	2002	2004	2006	2008	2009	2010	2011
Niedergelassene Zahnärzte	54.860	55.867	56.152	55.182	54.935	54.684	54.286
Zahnärzte insgesamt	79.828	81.175	82.496	84.440	85.563	86.428	87.539

◻ **Abb. 6.1** Anzahl an Zahnärzten (Daten: BZÄK Statistisches Jahrbuch 2011/2012)

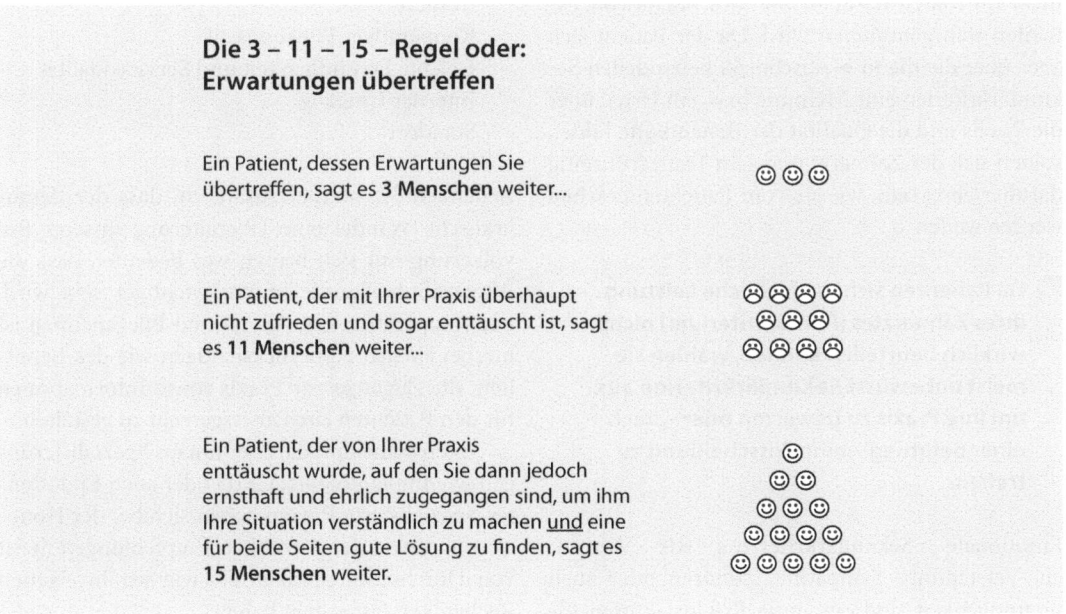

Die 3 – 11 – 15 – Regel oder: Erwartungen übertreffen

Ein Patient, dessen Erwartungen Sie übertreffen, sagt es **3 Menschen** weiter...

Ein Patient, der mit Ihrer Praxis überhaupt nicht zufrieden und sogar enttäuscht ist, sagt es **11 Menschen** weiter...

Ein Patient, der von Ihrer Praxis enttäuscht wurde, auf den Sie dann jedoch ernsthaft und ehrlich zugegangen sind, um ihm Ihre Situation verständlich zu machen und eine für beide Seiten gute Lösung zu finden, sagt es **15 Menschen** weiter.

◻ **Abb. 6.2** Die »3-11-15« Regel

Positive Empfehlungen sind weiterhin der stärkste Grund für Patienten, eine bestimmte Praxis aufzusuchen. Gravierende Unzufriedenheiten werden sich auf der anderen Seite in Richtung auf ein Negativimage Ihrer Praxis auswirken. Dies zeigt, wie wichtig in einer Zahnarztpraxis neben einer hochwertigen Behandlungsqualität auch eine herausragende Organisation und Kommunikation sind.

Interessant für Zahnarztpraxen ist: Ein unzufriedener Patient, um den sich das Team ehrlich und bewusst bemüht, um ihn wieder zufriedenzustellen, sagt dies mehr Menschen weiter als ein Patient, dessen Erwartungen übertroffen wurden. Hierbei geht es nicht darum, »um des lieben Friedens willen« in jedem Fall nachzugeben, sondern dem Patienten durch eine zugewandte und ausführliche Kommunikation Abläufe verständlich und nachvollziehbar zu machen. Es lohnt sich in jedem Fall, sich auch mit unzufriedenen Patienten und Konfliktsituationen auseinander zu setzen.

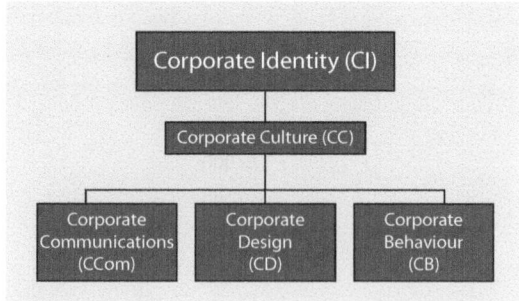

☐ **Abb. 6.3**   Corporate Identity

6.2   Eine Praxisphilosophie entwickeln (Corporate Identity)

Jede Praxis hat nach unserer Erfahrung eine Philosophie, auch wenn sie dem Praxisinhaber nicht bewusst ist. Die wenigsten Zahnärzte machen sich über dieses Thema Gedanken und sind sich somit nicht im Klaren darüber, wie ihre Praxis von Patienten wahrgenommen wird. Da der Patient sich aber über die die in ▶ Abschn. 6.1 behandelten Sekundärkriterien eine Meinung bzw. ein Urteil über die Praxis und die Qualität der Behandlung bildet, sollten sich der Zahnarzt und sein Team frühzeitig darüber einig sein, wie sie vom Patienten gesehen werden wollen.

> ❯❯ Da Patienten sich die fachliche Leistung ihres Zahnarztes (Primärkriterium) nicht wirklich beurteilen können, wählen sie meist unbewusst **Sekundärkriterien** aus, um Ihre Praxis zu bewerten oder – nach einer Beratung – eine Entscheidung zu treffen.

Emotionale »Sekundärkriterien« wie Vertrauen, Verständnis, Sympathie, Zuhören oder auch Freundlichkeit sind eindeutig Erfolgsfaktoren für eine Zahnarztpraxis, wohingegen eine gute fachliche Leistung von Patienten als normal und selbstverständlich vorausgesetzt wird. Das Praxisteam muss also professionell *und* menschlich agieren. Hilfreich ist hierbei das Modell der Corporate Identity, das wir in unserer Beratung von Existenzgründern mit dem Team erarbeiten (☐ Abb. 6.3).

■ **Praxiskultur: Real gelebte Philosophie der Zahnarztpraxis**

Ihr Patient erkennt die Umsetzung Ihrer Philosophie an folgenden Kriterien:

- Ihre Freude am Beruf
- Schwerpunkte im Leistungsspektrum
- Homogene Zielgruppe
- Die Ziele sind allen bekannt und werden kontrolliert
- Kooperativer Führungsstil
- Gelebte Freundlichkeit und Servicequalität
- Interner Umgang
- Standort

Bedenken Sie hierbei zusätzlich, dass der demografische Wandel eine Überalterung unserer Bevölkerung mit sich bringt, was bedeutet, dass die Alterszahnheilkunde immer wichtiger sein wird. Die Kooperation mit Alters- und Pflegeheimen ist hierbei ebenso zu berücksichtigen wie das Bemühen, die Zugänge zur Praxis sowie Informationen für den Patienten auch altersgerecht zu gestalten.

Interessant sind darüber hinaus Spezialisierungen wie Implantologie, CMD oder auch Endodontie. Spezialisierte Praxen heben sich bei der Honorierung sowie der Anzahl an Empfehlungen meist von Durchschnittspraxen ab, wie wir in eigenen Recherchen festgestellt haben.

■ **Praxiskommunikation: Wie gehen Sie und Ihr Team mit Patienten um?**

- »Praxisknigge«: Ausgesprochen, bekannt gemacht und gelebt (▶ Beispiel-Box)
- Aktive Patientenführung
- Systematischer Behandlungsablauf

Beispiel »Praxisknigge« einer Zahnarztpraxis

Freundlichkeit
ist oberstes Gebot im Umgang mit unseren Patienten. Wir sind Profis im Umgang mit unseren Patienten. Patienten werden von jedem Mitarbeiter grundsätzlich begrüßt.

Verbindlichkeit
Wir behandeln unsere Patienten so, wie wir selbst behandelt werden möchten. Dabei zeigen wir jedem Patienten, dass wir ihn als Kunden schätzen und als Individuum respektieren. Deshalb: Begrüßung und Verabschiedung immer mit Namen.

Positives Beschwerdeverhalten
Jede Beschwerde ist ein wertvolles Feedback, für das wir uns bedanken. Wir zeigen Verständnis für die Empfindung des Patienten (»Entschuldigung«) und versichern ihm, dass wir seine Beschwerde ernst nehmen und als Chance zur Verbesserung nutzen. Wir sind ehrlich bei eigenen Fehlern und kulant bei Unzufriedenheit des Patienten.

Wir sorgen dafür, dass unser Praxisambiente herausragend ist
Für Ordnung, Hygiene und einen tadellosen Zustand der Praxis setzt sich jeder von uns persönlich ein. Wir gehen immer »mit den Augen des Patienten« durch die Praxis und sorgen für ein herausragendes Ambiente.

Besonders beachten wir:
- Fußboden tadellos sauber, Blumenwasser täglich wechseln, Praxisschilder frei von Spinnenweben, keine Zementreste auf den Instrumenten, schlierenfreie OP-Lampe)
- Lärmreduktion: kein Krach in der Praxis, Türen geschlossen halten, frische Luft im aufgeräumten Wartezimmer
- Sauberes Patienten-WC: Wir kontrollieren regelmäßig 2x täglich die Toilette auf Sauberkeit hin, füllen Papier, Seife etc. nach. Dies tragen wir in der Liste ein.
- Der Empfangsbereich ist das Aushängeschild unserer Praxis. Er gilt als absolute Tabuzone für Privatgespräche. Für Pausen und Unterhaltungen nutzen wir unsere Küche. Wir sorgen für Ruhe und vermeiden persönliche Gespräche in der Gegenwart von Patienten. Dies ist ein Zeichen von Respekt.
- Essen (auch Kaugummi kauen) und Trinken ist in der Gegenwart von Patienten respekt- und stillos und nicht erlaubt. Wir nutzen unsere Pausen zum Essen. Es gilt: Handyverbot für alle.

Telefonische Erreichbarkeit
Privatgespräche nach extern sind so kurz wie möglich zu halten.

Service: Exzellenter Service ist eines unserer Highlights
Wartezeiten vermeiden – wir klären den Patienten auf, wenn eine Verzögerung eintritt. Der eintretende Patient wird zum Akklimatisieren grundsätzlich für ca. 3 Minuten ins Wartezimmer gesetzt. So kann er sich an die Praxisatmosphäre gewöhnen. Service-Specials: Kaffee, Wasser, CD, Vaseline auf die Lippen.
Kein Patient soll für längere Zeit alleine im Behandlungszimmer sitzen; etwas zu Lesen anbieten und Behandlungsfragen klären.

Gepflegtes Äußeres
Ärzte, ZMFs, Assistenz: Gepflegte, saubere und gebügelte Kleidung, keine Piercings und Tattoos im sichtbaren Bereich, Fingernägel kurz und gepflegt. Geruch beachten. Gegenseitig unterstützen und auf Makel aufmerksam machen.

»Danke!«
Wir bedanken uns bei unseren Patienten für eine Weiterempfehlung

Ruhe bei der Behandlung
Hektik bleibt draußen, exakte Vorbereitung, um Unruhe zu vermeiden.

Patientenwünsche erfüllen
Wir zeigen, dass wir uns für ihn und seine Wünsche einsetzen.

Respektvoller Umgang und ehrliche Kommunikation untereinander
Kein Lästern über oder mit Kolleginnen. Miteinander statt übereinander reden

Verbindliches und loyales Verhalten der Praxis gegenüber
Wir halten uns an Absprachen und stehen hinter unseren Praxiszielen
Mit meiner Unterschrift bestätige ich, dass ich diese Praxisregeln befolge und Kolleginnen bei der Erfüllung unterstütze.

- Klare Hygieneketten
- Kontaktablauf (vom Ersttelefonat bis zum Recall) ist definiert
- Wartezeiten nicht mehr als 20 Minuten, nicht weniger als 7 Minuten
- Umgang der Mitarbeiterinnen untereinander vor dem Patienten
- Bewahren eines professionellen Eindrucks bei Anrufen am Empfang, beim Anmelden des Patienten an der Rezeption, beim Begleiten des Patienten aus dem Warte- hinein in den Behandlungsbereich.

- **Praxisdesign: Was drücken Design und Ambiente Ihrer Praxis nach innen und außen aus?**
- Innenarchitektonische Gestaltung der Praxis
- Logo

- Formal einheitliche Mediengestaltung
- Internetauftritt
- Praxisbroschüre/»Flyer«
- Praxiskleidung
- Praxisfarben
- Außengestaltung der Praxis

6.3 Erfolgreicher Kommunikationsmix

- **Praxisbroschüre**

Wenn auch das Internet an Bedeutung gewonnen hat, so gibt es doch eine große Anzahl von Patienten, die das gedruckte Wort als einfacher und nachhaltiger empfinden. Solch eine Broschüre sollte innerhalb der ersten 12 Monate der Praxiseröffnung erstellt und alle 12–18 Monate aktualisiert werden. Stellen Sie hier wichtige Elemente z. B. im gewöhnlichen DIN-Flyer-Format dar; möglich wäre eine Seitenaufteilung wie die folgende:

- Begrüßung und Vorstellung Ihrer Philosophie mit Einleitungsworten der Praxisinhaber
- Bekanntmachung ihres besonderen Therapiespektrum auf ca. 2 Teilseiten
- Präsentation Ihres Teams als Gruppenfoto
- Der Weg zur Praxis inkl. Öffnungszeiten
- Veröffentlichung in sozialen Netzwerken wie facebook und xing sowie auf Bewertungsseiten von Gesundheitsplattformen wie z. B. jameda, imedo oder doc-insider

- **Patienteninformation**

Besondere Therapien wie Implantologie, hochwertiger ästhetischer Zahnersatz, Endodontie, CMD oder auch Prophylaxe sollten auch nach der Aufklärung in der Praxis beim Patienten noch nachhaltig im Bewusstsein bleiben. Die schriftlichen Patienteninformationen dienen dabei der Verstärkung des Aufklärungsgesprächs und unterstützen bei professioneller Gestaltung den Dialog zu Hause mit klaren Argumenten, die bereits im persönlichen Gespräch genannt wurden.

- **Internet und Onlinemarketing**

Zunehmend gewinnt das Internet auch beim Patienten in der Zahnarztpraxis an Bedeutung – unabhängig vom Wahrheitsgehalt der dort veröffentlichten Informationen. Unsere Analyse vieler unterschiedlicher Praxen ergab, dass heute zwischen 18 und 32% aller Neupatienten über das Internet eine Praxis suchen. Bewertungsportale wie »jameda«, »imedo«, »sanego« oder auch »docinsider« bieten den potenziellen Patienten Internetseiten an, auf denen Praxen sich präsentieren können und Patientenmeinungen veröffentlicht werden.

Eine gute Platzierung bei diesen Portalen hat zudem eine positive Auswirkung auf die Praxiswebsite. Der Link mit der direkten Nennung Ihrer Praxis/Person auf einer hochfrequentierten Gesundheitsplattform erhöht die Attraktivität Ihrer Website, so dass Praxen mit gutem Onlinemarketing auch auf den vorderen, begehrten Google-Seiten landen. Adwords-Kampagnen versprechen ebenfalls eine höhere Besuchsfrequenz Ihrer Internetpräsenz. Praxen können dafür bei Google oder auch YouTube Anzeigen schalten, die sich konkret an den Suchergebnissen orientieren; deren offensichtliche Werbeform lässt einige Patienten jedoch immer noch zurückhaltend reagieren.

Der häufigste Grund für den Besuch eines bestimmten Zahnarztes ist weiterhin die Empfehlung von Kollegen, Freunden und Familienmitgliedern mit knapp 40–49%, wobei sich viele potenzielle Neupatienten nach der Empfehlung über den Internetauftritt der Praxis einen ersten eigenen Eindruck verschaffen.

Gestiegen ist die Bedeutung der Social-Media-Onlineportale wie Facebook oder Google-Plus. Videos auf YouTube sorgen ebenso für einen positiven Effekt, wenn die Zielgruppe der Zahnarztpraxis hierzu passt. Allerdings ist zu sagen, dass bei der Vielzahl der Anbieter im Onlinebereich die Gefahr der Verzettelung sehr groß ist.

Praxistipp

Sorgen Sie für eine aktuelle, für die Suchmaschine Google barrierefrei programmierte Internetseite Ihrer Praxis. Konzentrieren Sie sich dann auf 1–2 Tools wie ein Onlineportal und einen Social-Media-Anbieter, wobei Sie die Inhalte auf Ihre konkreten Behandlungsschwerpunkte abstimmen. Eine Analyse jener Google-Suchbegriffe, die in Ihrer Region am häufigsten sind, können einfache Analysetools schnell und regelmäßig anbieten.

6.3.1 Tipps von der PR- und Kommunikationsexpertin Nicole Franzen

■ **Wie wichtig sind professionelles Marketing und Öffentlichkeitsarbeit heutzutage für eine Praxis?**

Generell sind diese Dinge sehr wichtig und nehmen auch immer mehr an Bedeutung zu. Besonders für eine neu gegründete Praxis sind Marketing und Öffentlichkeitsarbeit elementar, denn man übernimmt keinen bestehenden Patientenstamm. Vielmehr steht man vor der großen Herausforderung, die Menschen auf die neue Praxis aufmerksam zu machen und sie zu einem Besuch anzuregen. Letztlich muss man dann mit Qualität, Service und einer moderne Ausrichtung überzeugen, den Patientenstamm halten und konsequent ausbauen.

■ **Die heutige Marketing- und PR-Arbeit bietet einem Unternehmer so viele Möglichkeiten. Wo fängt man an? Was sind die ersten Schritte?**

Der grundlegende Rahmen wird durch die Formulierung des Businessplans und die damit einhergehenden Fragestellungen und Analysen geschaffen (Name, Ausrichtung und Positionierung, Lage der Praxis, Definition der Zielgruppen etc.).

■ **Wann sollte man das Team einbeziehen und welche Rolle spielt es beim Auf- und Ausbau einer erfolgreichen Praxis?**

Sein Team sollte der Zahnarzt möglichst frühzeitig einbeziehen, Fragen und Meinungen/Ideen berücksichtigen und diese z. B. an den Grafiker weiterleiten. Ihr Team kennt die Patienten und kann so für eine Identifikation mit Ihrer Praxis sorgen.

■ **Jetzt ist die Praxis auf dem Papier geplant. Wie geht es weiter?**

Im nächsten Schritt sollte es darum gehen, die vereinbarten Ziele umzusetzen, die Zielgruppen durch Maßnahmen und Aktionen anzusprechen und hierfür die richtigen Medien zu finden:
a. Konzeption (Zeit- und Maßnahmenplan)
b. Produktion von Büroausstattung und Informationsmaterial für die Patienten

In dieser Phase sollte ein Berater oder eine Agentur beauftragt werden. Dies verursacht zwar Kosten, spart aber letztlich Zeit und gewährleistet professionelle Ergebnisse.

■ **Was gehört zur Standardausstattung und sollte vor der Praxiseröffnung fertig sein?**

■ ■ **Online-Kommunikation**
= Homepage
= Eintrag in Branchenverzeichnisse, lokale Verzeichnisse und (zahn)medizinische Portale
= Evtl. zusätzlich Anzeigenschaltung oder Banner z. B. via Adwords-Onlineanzeigen

■ ■ **Offline-Kommunikation**
= Patienteninformation (Broschüre bzw. Praxisflyer, Visitenkarte)
= Terminkarten
= Büroausstattung
= Es sollte hierbei besprochen werden, wie diese Informationen vom Team überreicht werden, um eine hohe Wertigkeit zu erzielen.

■ **Die Eröffnung steht kurz bevor. Wie kann man nun auf die Praxis aufmerksam machen?**

Idealerweise lädt man zeitnah zu einem Tag der offenen Tür ein. Interessenten können sich unverbindlich einen Eindruck von Praxis und dem Team verschaffen, in direkten Kontakt treten, Fragen klären, Informationsmaterial über Ihre Praxis erhalten.

■ **Wie bewirbt man einen Tag der offenen Tür optimal?**
= »Locken« mit besonderem Angebot für verschiedene Zielgruppen (Kinder, Senioren, Angstpatienten)
= Terminankündigung in lokalen Medien
= Flyer/Plakate in der Umgebung aufhängen/verteilen
= Interview im lokalen Radio/TV

■ **Wie kann man die Praxis nach der Eröffnung regelmäßig bewerben?**
= Veranstaltungen (Terminankündigung in lokalen Medien, durch Aushang, Flyer etc.)

- Medienpräsenz erhöht die Chance, den Namen der Praxis bekannt zu machen
- Pressearbeit, begleitet durch Berater oder Agentur, Ratgeber, Kolumne
- Anzeigenschaltung

■ **Wann und wie erkennt man, ob die Maßnahmen/Aktivitäten erfolgreich sind/waren?**

Erfolgskontrolle regelmäßig vornehmen:
- Patienten befragen, wie sie aufmerksam geworden sind
- Auswertung von Internetauftritt(en) und Mitgliedschaften in Verzeichnissen z. B. via Google-Analytics
- Medien: Berichte sammeln und dabei die Tonalität auswerten

■ **Sollte man auch als Team eine Bestandsaufnahme machen?**

Sie sollten Mitarbeiter zum aktiven Einreichen von Ideen für Verbesserungen und Aktionen aufrufen, gute Ideen, die umgesetzt werden, besonders honorieren und den Mitarbeitern die Verantwortung für eingereichte Ideen übertragen etc.

Generell sollte man als Praxis präsent bleiben, damit es nicht bei einem Besuch bleibt. Überraschen Sie Ihre Patienten. Entwickeln Sie Ihr Marketingkonzept mit »neuen Ideen« weiter.

■ **Mit welchen besonderen/ außergewöhnlichen Highlights/Aktionen kann die Praxis die Aufmerksamkeit potenzieller und bestehender Patienten gewinnen?**

- Persönlichen (pro)aktiven Kontakt und Dialog suchen und pflegen (»Post vom Zahnarzt«; Social Media etc.)
- Ein Mailing zu besonderen Anlässen wie zum Frühlingsanfang, bei der eine Verbindung von »Frischen Zähnen und Frühling« passend aufgebaut wird
- Gemeinschaftskleidung
- Weihnachts- und Neujahrsgrüße

■ **Worauf sollte man dabei achten?**

Grundsätzlich sollten sich Zahnärzte einen erfahrenen und qualifizierten Rechtsanwalt an die Seite nehmen, der generell sämtliche Aktionen, Aussagen und Strategien der Praxis prüft. Sie erhalten somit eine rechtliche Absicherung und Prüfung.

Vermieden werden sollte auch, am falschen Ende zu sparen. Ratsam ist es, lieber etwas mehr zu investieren, um so aber professionell aufzutreten und somit die gewünschte Wirkung zu erzielen.

Vereinbarkeit von Familie und Praxis

Francesco Tafuro, Andrea Gerdes

Der Wunsch nach eigenen Kindern ist für viele Zahnärzte mindestens ebenso wichtig wie eine eigene Praxis. Als Selbstständiger und v. a. als Existenzgründer ist der wunderbare und emotionale Moment der Geburt jedoch auch ein Ereignis, das berufliche Einschränkungen und wirtschaftliche Risiken mit sich bringt.

Praxisführung als Vater oder Mutter

1. **Effizienz:**
   - Die Arbeitszeit derjenigen, die ihre Rolle als Vater/Mutter ernst nehmen wollen, ist stärker begrenzt. Die Ausgaben müssen deshalb stärker kontrolliert werden.
   - Zudem muss die Behandlung nach dem für die Praxis notwendigen Stundensatz vorgenommen werden.
2. **Zeitmanagement und Zeitpuffer:**
   - Eltern müssen spontan auf Krankheiten oder Verletzungen von Kindern reagieren, wenn Großeltern, Partner oder auch die Tagesmutter nicht zur Verfügung stehen.
   - Planung tut not, auch für Privates. Denn die Kombination von Aufgaben aus selbstständiger Praxistätigkeit und Familie verlangt Disziplin und oft auch ein Zurücknehmen eigener Bedürfnisse.

7.1 Vater und selbstständiger Zahnarzt sein

In den letzten Jahren zeichnete sich der positive Trend ab, dass Väter sich neben der Praxis nun auch stärker der Familie widmen. Das klassische Rollenverständnis, welches den Zahnarzt als alleinigen Praxischef und Einkommenserbringer sah und seine Frau als Familienmanagerin, die ihren Beruf für die Praxis des Mannes zurückstellt, ist ins Wanken geraten. Der Zahnarzt sollte sich frühzeitig mit seiner Partnerin darüber klar werden, was beide wollen, wann bzw. ob seine Partnerin wieder ihren Beruf aufnehmen möchte. Danach muss

geklärt werden, welche Auswirkungen dies auf das Praxiskonzept hat.

So kann sich der Zahnarzt zu verschiedenen Zeiten innerhalb einer Arbeitswoche den Behandlungsbedarf mit einem angestellten Zahnarzt teilen. Nimmt ihn des Weiteren die Verwaltung stark in Anspruch, so muss u. a. das Verwaltungsteam kompetenter werden, um einzelne Arbeitsschritte sukzessive zu übernehmen.

Das Ziel ist es hierbei, die bisherige Arbeitszeit von insgesamt evtl. 55–60 Stunden je Woche auf 45–50 Stunden zu reduzieren und somit für die Familie »Qualitätszeit« am Mittag oder früheren Vormittag zu gewinnen. Oft erfolgt dieser Prozess parallel zu einem Coaching im Zeitmanagement, um den Arbeitsaufwand durch effizienteres Vorgehen oder auch Delegation zu bewältigen.

7.2 Mutter und selbstständige Zahnärztin sein

Nimmt die Anzahl der Väter auch zu, die sich Zeit für die Familie nehmen, so sind es doch noch überwiegend Zahnärztinnen, die aktiv den Erfolg in der Praxis und im Privaten kombinieren wollen.

Aus ❏ Tab. 7.1 ist ersichtlich, wie unterschiedlich sich die Situation einer Zahnärztin vor und nach einer Geburt darstellt – je nachdem, ob sie selbstständig oder angestellt ist.

Ein Praxisbeispiel aus unserer Arbeit soll darüber hinaus verdeutlichen, wie wichtig gerade bei einem so emotional besonderen Ereignis wie einer Geburt die Planung im Vorfeld sowie in der darauffolgenden Zeit ist:

Dr. U. war als selbstständige Zahnärztin in einer Gemeinschaftspraxis tätig. Zur anstehenden Geburt ihres Kindes im Februar 2011 sollte die Praxis auf die anstehenden Veränderungen hin ausgerichtet werden, der betriebswirtschaftliche Ausfall möglichst minimiert werden, die Zeit danach im Sinne einer guten Vereinbarkeit von Familie und Beruf strukturiert werden.

Es wurden deshalb vorab die bestehenden Wünsche gesammelt und gemeinsam mit der Zahnärztin und ihrem Mann in einem Workshop vor dem Hintergrund unserer Erfahrungen bearbeitet. Im

◘ **Tab. 7.1** Unterschied angestellte vs. selbstständige Zahnärztin

Angestellte Zahnärztin	Selbstständige Zahnärztin
Beschäftigungsverbot vom 1. Tag der Schwangerschaft an	Beschäftigungsverbot nicht vorhanden
Mutterschutz bis 8 Wochen nach der Entbindung	Mutterschutz nicht vorhanden
Rechtlich geregelt während der Stillzeit: 2-mal täglich 30 Minuten Stillpause ohne Verdienstausfall	Stillpausen nicht vorhanden
Erziehungsurlaub	Erziehungsurlaub nicht vorhanden
Elterngeld	Elterngeld nicht vorhanden

ersten Schritt wurden dabei die Besonderheiten der Situation einer schwangeren selbstständigen Zahnärztin betrachtet. Die Zahnärztin hatte in der Praxis einen Umsatzanteil von 50%. Der notwendige Umsatz konnte in den abstinenten Monaten aber nicht erfüllt werden, weil die vorhandenen Kosten allesamt nahezu fix bzw. unveränderbar waren.

Es gilt, den wirtschaftlichen Fortbestand der Praxis sicherzustellen, um die Freude am Kind auch genießen zu können; in diesem Zwiespalt befinden sich Selbstständige häufig. Die Zahnärztin musste akzeptieren, dass ihre neue und freudig angenommene Rolle als Mutter einen Einbruch des Praxisumsatzes mit sich bringen würde. Da eine Entlassung von Personal aufgrund der dann doch relativen kurzen Auszeit nicht sinnvoll erschien, wurde mit der Bank über eine Finanzierung gesprochen.

Im den folgenden Übersichten ist dargestellt, wie die Zahnärztin Schwangerschaft, Geburt und Stillzeit geplant hat.

Aufgaben während der Schwangerschaft
Schritt 1:
- Anmeldung in der Kindertagesstätte
- Mit der Suche nach einem Vertreter beginnen
- Privat: Aufgabenverteilung klären/offen ansprechen

Schritt 2:
- Frühzeitig das Personal schulen
- Umsatz generieren und möglichst Aufbau eines finanziellen Überschusses

- Finanzplanung: Muss der Kontokorrentkreditrahmen angepasst werden?

Schritt 3:
- Einarbeitung des Vertreters
- Planung – falls möglich: Bis wann soll behandelt werden? Bis zu welchem Zeitpunkt werden Präparations-/ZE-Termine noch von Ihnen persönlich angenommen?

Schwangerschafts- und Mutterschaftsvertretung
- Für die Vertretung kommen in Frage:
  - Professionelle Vertreter
  - Kollegen in beruflicher Umorientierung
- Einarbeitungszeit einplanen
- Fixum plus Umsatzbeteiligung
- Ideal: persönliche Patientenvorstellung
- Zeitpunkt der Wiederkehr ankündigen
- Umsätze geringer als die eigenen kalkulieren, Patienten warten auf »Chefin«
- Ggf. als Übergangsphase vor und nach Geburt: Zusammenarbeit von Teilzeitvertreter und Praxisinhaberin
- Längere Zusammenarbeit?
- Geburt und Wiederkehr annoncieren/Patientenbrief/Rundmail
- Die Patienten wenden sich nicht von der Praxis ab, sondern freuen sich mit Ihnen

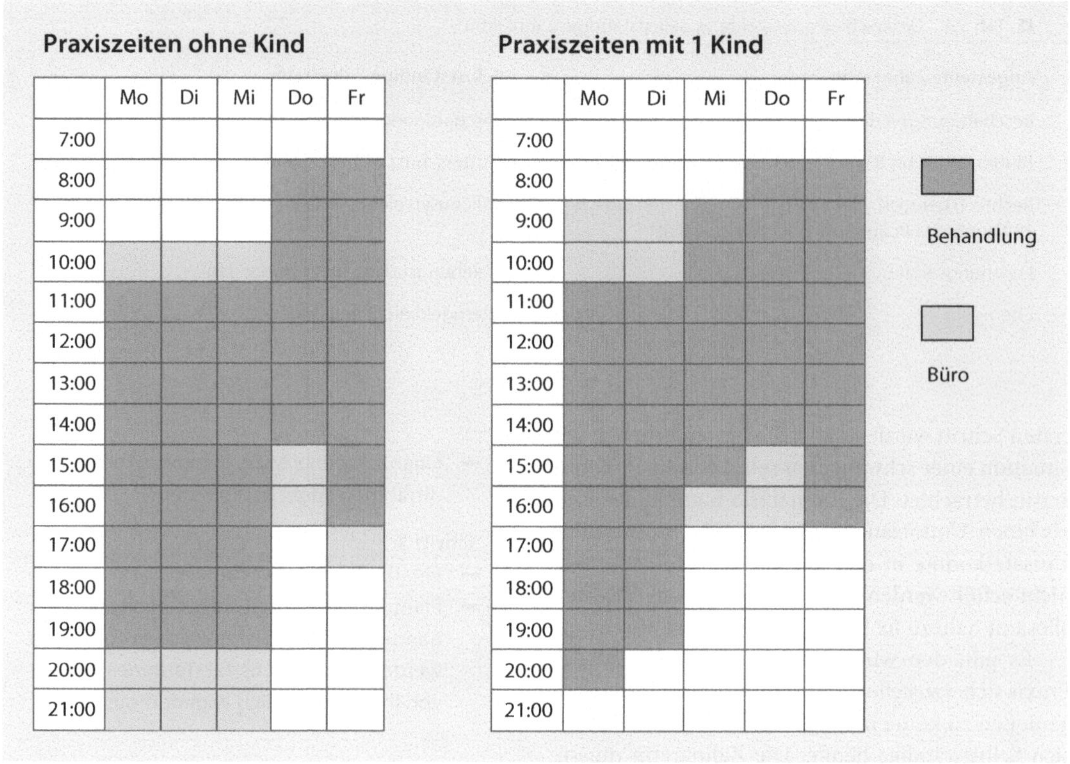

Praxiszeiten ohne Kind

	Mo	Di	Mi	Do	Fr
7:00					
8:00				■	
9:00				■	
10:00	□		□	■	
11:00	■	■	■	■	
12:00	■	■	■	■	
13:00	■	■	■	■	
14:00	■	■	■	■	
15:00	■	■	■	□	
16:00	■	■	■	■	
17:00	■	■	■		
18:00	■	■	■		
19:00	■	■	■		
20:00	■				
21:00					

Praxiszeiten mit 1 Kind

	Mo	Di	Mi	Do	Fr
7:00					
8:00				■	
9:00	□		■	■	
10:00	□		■	■	
11:00	■	■	■	■	
12:00	■	■	■	■	
13:00	■	■	■	■	
14:00	■	■	■	■	
15:00	■	■	■	□	
16:00	■	■	■	■	
17:00	■				
18:00	■				
19:00	■				
20:00	■	□			
21:00					

Legend: ■ Behandlung   □ Büro

Abb. 7.1 Praxiszeiten vor und nach dem 1. Kind. (Mit freundlicher Genehmigung von Dr. A. Gerdes)

Wochenbett und Stillzeit

Die kurze Zeit zu Hause genießen!

1-mal wöchentlich in der Praxis:
- Konten überprüfen, Überweisungen tätigen
- Dinge klären, nach dem Rechten sehen
- Entscheidungen treffen
- Kind präsentieren
- Präsenz!

Schneller Wiedereinstieg ist hart, hat aber auch Vorteile:
- Weniger Eingewöhnungsprobleme in der Kindertagesstätte
- Kein großer Abstand zum Arbeitsalltag
- Weniger Umsatzverlust, Kostenminimierung

Abb. 7.1 zeigt, wie vor dem Hintergrund des bisherigen Terminplans die zukünftigen Öffnungszeiten der Praxis herausgearbeitet wurden. Durch die reduzierte Arbeitszeit am Stuhl war eine effektivere Arbeitsweise notwendig, um dem Wunsch nach Beibehaltung des Lebensstandards nachzukommen, v. a. nach dem Weggang des Vertreters. Es wurde deshalb gemeinsam mit einer Abrechnungsspezialistin die Abrechnung unter die Lupe genommen; daraufhin wurden folgende Maßnahmen beschlossen:

1. Ausbau der Eigenlaborleistungen (Modelle selbst trimmen, »Knirscher-/CHX-Schienen« selbst herstellen, »Indiv-Löffel« selbst anfertigen); hier hatte eine kompetente Mitarbeiterin der Zahnärztin die fachlichen Voraussetzungen und zudem das zeitlich Potenzial
2. Ausbau der GOZ bei Privatpatienten. Bei der Abrechnung nach GOZ wurde auf die

Honorierung von Leistungen verzichtet bzw. die Möglichkeiten wurden nicht ausgeschöpft. Das betrifft Beratungsleistungen nach Ä3/619, Abformungen nach 517/518/519/005/ 006 zzgl. Laborberechnung, 405/406/407/408 bei Präparationen und Einproben

3. Die Abrechnungsfaktoren sollten individueller berechnet und begründet werden, z. T. sind die Honorarbeträge unter BEMA-Satz. Wichtig: Für unterschiedliche Zähne müssen unterschiedliche Steigerungsfaktoren eingesetzt werden. Faktorvereinbarungen über 3,5-fachen Satz gab es bisher in der Praxis offensichtlich nicht.

4. Die Funktionsanalyse mit den Positionen 801 und 802 sollte bei Prothesen generell angewandt werden.

5. Die maschinelle Wurzelkanalaufbereitung wurde bisher gar nicht genutzt – hier wurde bisher auf knapp 70 € je Kanal – also knapp 350 € pro Woche – verzichtet. Dieses Verfahren sollte durch das Team angeboten werden, sodass der Patient zumindest die Möglichkeit hat, seine Vorteile hinsichtlich eines längeren Erhalts seiner Zähne kennen zu lernen.

In jedem Fall muss klar und im Vorfeld geregelt sein, wie der zeitliche Ausfall auch finanziell kompensiert werden kann. Neben den genannten Bereichen sind hierfür folgende Punkte zu prüfen:

— Sind stille Reserven angelegt worden bzw. können diese genutzt werden?

— Achten Sie unbedingt darauf, dass Ihr Kontokorrentkreditrahmen noch nicht ausgeschöpft ist. Reden Sie ansonsten rechtzeitig mit Ihrem Steuerberater und der Bank.

Aus vielen Beratungen und eigenen Erfahrungen wissen wir, dass Elternglück unbezahlbar ist. Die zeitliche Abwesenheit sollte deshalb geplant werden, um dieses Glück auch genießen zu können. Eine Zahnärztin sagte es uns einmal so: »Die Geburt meiner Kinder sehe ich in Relation zu meinem gesamten Zahnarztleben. Das Jonglieren mit den Herausforderungen der verschiedenen Rollen als Mutter, Ehefrau und Praxischefin ist oft eine Gratwanderung und nicht immer einfach. Die Investition an Zeit und die entgangenen Einnahmen

im Zusammenhang mit der Geburt meiner Kinder akzeptiere ich aber im Zusammenhang mit meiner gesamten Arbeitszeit.«

Die Existenzgründung aus der Sicht von erfolgreichen Zahnärzten und Branchenkennern

Francesco Tafuro

Die Existenzgründung ist für viele Zahnärzte mit einigen Fragen oder sogar Zweifeln verbunden. Wir haben deshalb 6 Experten mit ihren z. T. unterschiedlichen Sichtweisen befragt. Ein Tipp zum Lesen: Der Zahnarzt sollte bei der Lektüre dieses Kapitels seine persönlichen Ziele bzw. sein Praxiskonzept im Blick behalten und sich aus der Distanz heraus fragen, welche Tipps für seinen eigenen Praxiserfolg wichtig sind. Die Reife seines Praxiskonzepts wird dadurch wachsen.

- **6 Experten – 6 unterschiedliche Sichtweisen – 6 unterschiedliche Antworten**

Dr. Andrea Gerdes (Zahnärztin), Dr. Helmut Kesler (Zahnarzt), Dr. Karl-Heinz Schnieder (Rechtsanwalt), Dipl.-Kauffrau Dörte Kruse (Unternehmensberaterin), Regina Granz (Praxismanagerin, Referentin Abrechnung & Organisation), Nicole Franzen (PR-Beraterin).

- **Die eigene Praxis – ob Übernahme oder Neugründung – ist ein zukunftsweisender Schritt für einen Zahnarzt. Was sind Ihrer Erfahrung nach die ersten wichtigen Schritte, die für den späteren Erfolg wichtig sind?**

Persönlich:
- Zu wissen, was ich will: Was ist mir wichtig, wie will ich arbeiten?
- Einen langen Atem haben: Keine schnellen Erfolge erwarten
- Selbstvertrauen und Stressresistenz: Sich von Rückschlägen und Hindernissen nicht entmutigen lassen
- An meiner fachlichen und unternehmerischen Qualifikation arbeiten (von Anfang an und stets und ständig)

Professionell:
- Gute Work-Life-Balance schaffen
- Gesunder Menschenverstand und Menschlichkeit
- Betriebswirtschaftliche Grundkenntnisse
- Freundliches, gut geschultes Personal suchen, finden und letztendlich in der Praxis halten
- Besuch von Niederlassungscoaching-Veranstaltungen oder Konsultation von Lehrbüchern

- Umfeldanalyse: Strukturanalyse der örtlichen Umgebung; Praxislage, Verkehrsanbindung, Parkplätze, Aufzug, Entfernung zur nächsten Apotheke
- Externe Beratung
- Kapitalbedarfsplanung
- Konzept

- - **Ausgewählte Expertenmeinungen**

Dörte Kruse:

» Am Anfang ist es wichtig, sich über seine persönlichen Ziele klar zu werden.

Leicht gesagt – schwerer realisiert: Denn unser Leben ist nicht nur rational, sondern wird von vielen Emotionen geprägt. Alle diese Emotionen machen es einem Zahnarzt in der Gründungsphase nicht unbedingt einfacher, abgeklärt und professionell zu agieren. Aber man sollte wenigstens versuchen, sich einen Plan zurechtzulegen, wohin der Weg führen soll. Dazu gehört vor allem die Beantwortung der Frage, wie viel Geld ich für meine privaten Pläne benötige. Wenn ich weiß, ob ich mit nur 3500 € pro Monat auskomme oder 18.000 € pro Monat für meine privaten Verpflichtungen brauche, habe ich schon einmal die erste Hürde gemeistert. Dabei empfiehlt es sich, eher konservativ zu planen und eine Flexibilitätsreserve mit einzubauen.

Nach der privaten Planung kommt die Praxisplanung. Die erste Entscheidung betrifft die Frage: allein oder mit anderen? Allein heißt, relativ hohe Investitionen alleine zu stemmen, bedeutet aber auch, sich gegenüber anderen nicht rechtfertigen zu müssen: Man macht »sein eigenes Ding«. Mit anderen heißt verkürzt, Investitionskosten gemeinsam zu tragen, später aber auch den Gewinn zu teilen. Wie in jeder Verbindung heißt es dann: »In guten wie in schlechten Zeiten«! «

Andrea Gerdes:

» Als Unternehmer ist man im wahrsten Sinne des Wortes »selbst-ständig«, also völlig ungeschützt. Geschützt wird nur der Angestellte. Das muss man zur Kenntnis nehmen! Es hilft gar nicht, darüber zu lamentieren. Mein erster und einziger Arbeitsgerichtsprozess gleich zu Beginn der

Selbstständigkeit gegenüber einer komplett unfähigen Mitarbeiterin war ein Schock. Das deutsche Arbeitsrecht ist für den »lieben Arbeitnehmer« und den »bösen Arbeitgeber« gemacht. Aber es war ein heilsamer Schock: Jetzt weiß ich, woran ich bin und wie ich reagieren muss. Auch in anderen Bereichen ist das so (z. B. Mutterschutz, Arbeitsschutz).

Auch die erste Budgetüberschreitung (man wollte mir 2000 DM abziehen; das werde ich nie vergessen) fand ich absolut ungerecht. Aber nach der ersten Aufregung habe ich beschlossen, dann eben eine Woche Urlaub im Quartal zu nehmen, dann ging es mir besser. Fazit: Man soll nicht auf Schutz und Gerechtigkeit hoffen, sondern sich nur auf sich selbst verlassen. **«**

- **Oft weiß man es als Existenzgründer erst im Nachhinein besser – zumindest, wie es nicht laufen sollte. Wenn man etwas verändern kann: Was sollte möglichst vermieden werden?**

Persönlich:
- Planung an den eigenen Bedürfnissen vorbei
- »Gigantomanie« und Perfektionismus
- Entgegen dem Bauchgefühl handeln
- Zu große Kompromisse am Anfang eingehen (Raum, Partner), sie sind später schwer zu korrigieren

Professionell:
- Einfach drauflos, ohne fachliche Hilfe, ohne Fortbildung, ohne Konzept – nach dem Motto »wird schon irgendwie klappen«
- Räumlichkeiten ohne Erweiterungsmöglichkeit
- Abrechnungsfragen als sekundär einstufen

■ ■ **Ausgewählte Expertenmeinungen**
Karl-Heinz Schnieder:

» Im Rückblick haben viele unserer späteren Mandanten bereut, die Verträge nicht von einem Rechtsanwalt erstellt und/oder überprüft haben zu lassen. Die Kosten, die durch eine Vertragsübernahme von zahnärztlichen Kollegen oder eine eigene Vertragsformulierung eingespart werden können, stehen in keinem Verhältnis zu den Rechtsanwalts- und sonstigen Kosten, die auf Sie im Falle eines Streites bei unklaren, lücken- oder fehlerhaften Verträgen zukommen. **«**

Dörte Kruse:

» Ohne eine – möglichst detaillierte – Planung zu starten, sollte unbedingt vermieden werden. Ganz wichtig ist, von Anfang an professionell zu agieren, denn es geht um die eigene berufliche Zukunft und nicht um eine Minigolfpartie. So ist es gerade in der Planungsphase wichtig, verschiedene unabhängige Berater zu befragen. Das Zauberwort lautet: Gegenangebot! Nur wer verschiedene Angebote einholt, kann auch vergleichen. Ein Benchmark ist ebenfalls hilfreich. **«**

- **Der zahnärztliche Markt wird sicher auch Veränderungen erleben und Trends erliegen. Deshalb die Frage: »Allein oder im Team?«– Wie sieht in 2030 der zahnärztliche Praxismarkt« aus? Wird es mehr Gemeinschaftspraxen geben? Oder welche Vertragsformen werden noch interessant werden?**
- Es wird mehr Zahnärztinnen geben
- Trend der gegenseitigen Unterstützung, also eher mehr Gemeinschaftsmodelle
- Einzelkämpferpraxis nur für hochspezialisierte Zahnärzte oder Individualisten
- Angestelltenstatus wird zunehmen
- Mehr Investorenmodelle mit schlechteren Bedingungen für Zahnärzte und hoher Fluktuation
- Was bleiben wird: der Wunsch des Patienten nach »seinem« Zahnarzt. Die Patienten wollen keinen ständigen Behandlerwechsel, sondern Kontinuität und Vertrauen

■ ■ **Ausgewählte Expertenmeinungen**
Dörte Kruse:

» Es wird auch 2030 immer noch beide Praxisformen geben. Zahnmedizin ist ein sehr intimer Beruf – man kommt seinem Patienten sehr nahe. Deshalb kommt es in diesem medizinischen Fachbereich mehr als in vielen anderen auf eine vertrauensvolle Patienten-Arzt-Beziehung an, und so wird es auch von den meisten Patienten gesehen. Da ist es eher uninteressant, sich in riesigen Praxisketten zu engagieren, auch wenn es viele organisatorische Vorteile gibt: Zahnmedizin ist keine Burger-Kette. **«**

Regina Granz:

» Ich glaube, dass auch die Einzelpraxis mit einem speziellen Angebot – z. B. KFO-betont oder gnathologisch fortgebildet oder auch mit alternativen Heilmethoden gepaart – eine Zukunft hat. Mein Gefühl ist, dass der Patient sich in die kleinen Praxen zurückorientiert, wo er als Mensch und nicht als Nummer wahrgenommen wird. Außerdem denke ich, dass Praxisgemeinschaften und medizinische Versorgungszentren nicht für jeden Behandler das Richtige sind. Hier ist Kompromissbereitschaft gefragt, der Behandler kann nicht allein entscheiden und muss sich gemeinschaftlichen Zwängen beugen. Da viele dieser Gemeinschaften, oftmals auch noch nach Jahren, scheitern, sollte sich jeder diesen Schritt sehr genau überlegen. **«**

- **Geht es um die Praxisübernahme, sind Abgeber und Übernehmer beide an der Bestimmung eines fairen Preises interessiert. Praxisbewertungen sind allerdings immer ein strittiges Thema. Was raten Sie dem Zahnarzt hierbei?**
- ■■ **Ausgewählte Expertenmeinungen**
Andrea Gerdes:

» Es ist immer ratsam, nicht nur die Zahlen des Vorgängers zu betrachten. Ich kann mit meinen neuen Ideen und Konzepten eine schlecht laufende Praxis hochfahren, aber auch durch Fehler (fachlich, betriebswirtschaftlich) eine gut laufende Praxis ruinieren.

Der Rat meines Steuerberaters hat sich bewahrheitet: Eine Übernahme ist letztendlich immer teurer als eine Neugründung (Modernisierungen etc.), was nicht heißt, dass eine Neugründung besser ist. Die Lage ist wichtig. Man sollte nicht auf Menschen hören, die sagen: »Wenn man gut ist, kommen die Patienten auch in den letzten Winkel.« Das funktioniert erst im etablierten Stadium. Zumindest muss eine gute Anbindung

(Auto, Nahverkehr, Nähe zu Arbeitsplätzen oder Wohngebieten) vorhanden sein. In Zeiten des Internets spielt Laufkundschaft eine untergeordnete Rolle. **«**

Regina Granz:

» Für mich ist eine Praxisbewertung ein gutes Instrument, um von *außen* die betriebswirtschaftliche Situation beurteilen zu lassen. Bei Abrechnungschecks genau hinzuschauen, wo ist noch Potenzial, wo liegen Fehlerquellen, oder in welchen Bereichen läuft alles gut. Auch das festzustellen, ist eine wichtige Information. Wir diagnostizieren immer wieder, dass viele Praxen gar nicht wissen, wo Fehler lauern, sie entweder nicht wahrnehmen oder gar nicht realisieren. **«**

Karl-Heinz Schnieder:

» Lassen Sie zumindest eine Schätzung der Praxis von einem Experten erstellen, aber lösen Sie sich davon, das Ergebnis als feststehenden Preis zu betrachten. Den Preis macht der Markt, die Praxisbewertung kann nur ein Anhaltspunkt sein. **«**

- **Viele Existenzgründer berichten uns davon, wie sehr sie von die viele Aufgaben bzw. dem hohen Aufwand neben der zahnärztlichen Tätigkeit überrascht sind. Der heutige Zahnarzt wird aus unserer Sicht einen höheren administrativen Aufwand auf sich nehmen müssen. Was raten Sie hier, um z. B. Wirtschaftlichkeitsprüfungen zu umgehen?**
- ━ Ein gutes Konzept
- ━ Struktur: eine exzellente, vollständige Dokumentation
- ━ Offene Gespräche mit dem Team über Behandlungen – insbesondere mit der Abrechnungskraft, damit Behandlungsabläufe erkannt und in Abrechnung umgesetzt werden
- ━ Controlling: ein gutes Qualitätsmanagement mit Behandlungschecklisten, die dem tatsächlichen Ablauf der Behandlungen entsprechen und regelmäßig kontrolliert, ergänzt oder erneuert werden, damit alle in der Praxis immer auf dem neuesten Stand sind

- Sehr gute Abrechnungskenntnisse, auch als Behandler
- Regelmäßige Fortbildungen
- Ausbau Zuzahlerleistungen

▪▪ Ausgewählte Expertenmeinungen
Helmut Kesler:

» Nur nicht in Panik verfallen, wenn einmal eine Prüfung anberaumt wird. Zwar sind die KZV und die ZÄK Körperschaften des öffentlichen Rechts und werden oftmals als überflüssige Verwaltungsmonster angesehen, aber die dort tätigen Kollegen können oftmals schon im Vorfeld einer Prüfung mit Rat und Tat zur Seite stehen. Ein Rechtsanwalt ist nur dann vonnöten, wenn es gar nicht mehr weitergeht. Oder man nimmt sich einen unabhängigen Berater, der von außen mit neutralem Blick nach Fehlern und Schieflagen suchen kann. «

Karl-Heinz Schnieder:

» Zur Vermeidung von Wirtschaftlichkeitsprüfungen ist eine Orientierung an den durchschnittlichen Zahlen der Konkurrenz ein erster Schritt. Nichtsdestotrotz können Sie natürlich von diesen abweichen, sollten dann aber durch Praxisbesonderheiten diese Abweichungen rechtfertigen können. Hierfür ist eine sorgfältige Dokumentation unerlässlich, die auch bei der Abwehr von Haftungsansprüchen essenziell ist. Abschließend bleibt zu sagen, dass eine Wirtschaftlichkeitsprüfung nie ganz ausgeschlossen werden kann, da gemäß §106 Abs. 2 Nr. 2 SGB V mindestens 2% der Zahnärzte pro Quartal »Opfer« einer Zufälligkeitsprüfung werden. «

- **In der freien Wirtschaft hört man häufig von den »ersten 100 Tagen«, die über das Ausmaß des Erfolgs entscheiden. Wenn Sie dem Gründer oder Übernehmer jeweils 3 Tipps geben würden für ein erfolgreiches 1. Jahr, welche wären dies?**

Für den **Praxisneugründer:** Planen –Planen – Planen

Für den **Praxisübernehmer:** Planen – Recherchieren – Prüfen
- Die bestehende Praxisstruktur auf Kongruenz mit den eigenen Fähigkeiten und Spezialgebieten überprüfen
- Wie realistisch ist es, die Umsatzzahlen des Vorbesitzers zu erreichen? Im 1. Jahr muss man z. T. mit Umsatzeinbußen von bis zu 30% rechnen
- Mit der Bank, dem Steuerberater und/oder dem Praxisberater des Vertrauens einen Finanzplan erstellen, der auch Durststrecken berücksichtigt

▪ Fazit
Die Aussagen zeigen, dass sich der zahnärztliche Markt auch weiterhin verändern wird. Wenn auch der Trend einer zunehmenden Attraktivität von Gemeinschaftspraxen deutlich herauszuhören ist, so sind viele Experten jedoch auch der Meinung, dass die z. T. »intime« und äußerst persönliche Zahnarzt-Patient-Beziehung die Existenz von Einzelpraxen sichern wird – sofern der Gesetzgeber dies nicht verhindert.

Einig sind sich alle Experten darin, dass der zahnärztliche Existenzgründer sich neben der gründlichen Fortbildung im Bereich Zahnmedizin auch noch stärker dem »Unternehmen Zahnarztpraxis« mit allen Facetten wie Führung, Kommunikation und Organisation widmen muss. Der Beruf des Zahnarztes, ausgeführt in der eigenen Praxis, verlangt heute eine breiter ausgelegte Ausbildung, als sie die Universitäten zurzeit liefern.

Zum Abschluss noch zwei Aussagen aus dem Erfahrungsschatz »gestandener« Zahnärzte:

- Lage der Praxis mit Hilfe der KZV optimieren (nicht dort neu eröffnen wo ohnehin schon 10 Kollegen in einer Straße praktizieren)
- Mit der Bank, dem Steuerberater und/oder dem Praxisberater des Vertrauens einen Finanzplan erstellen, der auch Durststrecken berücksichtigt
- Die Praxisstruktur auf die eigenen Fähigkeiten und Spezialgebiete ausrichten (bei Spezialkenntnissen evtl. mit Kollegen in der Nähe ein Überweisernetzwerk initiieren)

Helmut Kesler:

» Früher konnte ein durchschnittlicher oder
schlechter Zahnarzt gut existieren. Das geht nicht
mehr. Auf der anderen Seite ist ein fachlich exzellenter Zahnarzt nicht mehr automatisch unterneh-
merisch erfolgreich. Beide Seiten sind essenziell! «

Andrea Gerdes:

» Ich bin der festen Überzeugung, dass sich in
Zukunft die Spreu vom Weizen trennen wird. Insgesamt halte ich den Zahnarztberuf für nach wie
vor sehr attraktiv: Wenn man alles richtig macht,
kann man bei relativ begrenzter und geregelter
Arbeitszeit (ohne Nachtschichtarbeit wie die Ärzte)
gutes Geld verdienen. Es ist ein gesellschaftlich
anerkannter Beruf, eine Dienstleistung mit hoher
Nachfrage. «

Glossar zu Finanzierung und BWA

Annuität Gleichbleibender Betrag, den der Schuldner an die Bank zahlt; er besteht aus der Summe von Zins und Tilgung. Durch die regelmäßige Tilgung verringert sich die anteilige Zinszahlung und erhöht sich zugleich der Tilgungsanteil.

Barwert Begriff aus der modernen Praxiswertermittlung; er stellt Zahlungsströme zu unterschiedlichen Zeitpunkten aus der Sicht eines Stichtages dar.

Benchmark Der Praxisbenchmark liefert eine Antwort auf die Frage, wie gut die eigene Praxis im Branchenvergleich abschneidet. Außerdem zeigt er punktgenau, wo die spezifischen Stärken und Schwächen der Praxis liegen.

Bereitstellungszinsen Zinsen, die für die Bereitstellung von zugesagten Darlehen bei Reservierung der Konditionen nach Ablauf einer Frist bis zur Auszahlung des Darlehens berechnet werden.

Betriebswirtschaftliche Auswertung ▶ BWA

Bonitätsprüfung Prüfung der Zahlungsfähigkeit eines Darlehensnehmers vor Abschluss eines Kreditvertrags.

Businessplan Geschäftsplan, der das unternehmerische Vorhaben Ihrer Praxis schriftlich zusammenfasst. Er basiert auf einer Geschäftsidee und besteht in der Regel aus mehreren Teilplänen (z. B. Personal-, Liquiditäts-, Leistungs- und Marketingplan). Der »Businessplan« formuliert zum einen Ziele und Strategien des Zahnarztes und ist somit als »Diskussionsgrundlage« wertvoll. Auf der anderen Seite wird Ihre Praxis als Geschäftsidee nach außen »verkauft« und deutlich gemacht, dass mit Ihrer Praxis das investierte Kapital (mit Gewinn) wieder erwirtschaftet werden kann. Banken, Förderinstitutionen, Risikokapitalgebern, Business-Angels, Kooperationspartnern oder dem zukünftigen Praxiskäufer wird somit der Wert Ihrer Praxis vermittelt.

BWA (Betriebswirtschaftliche Auswertung) In der Regel erstellt der Steuerberater die BWA auf Basis der zur Verfügung gestellten Buchhaltungsunterlagen. Die BWA zeigt, wie viele und welche Einnahmen und welche Ausgaben die Praxis hatte. Dabei werden nur tatsächliche Zahlungen (bar oder über das Konto) berücksichtigt. Die BWA zeigt im Endeffekt nur den Gewinn als Größe aller Einzahlungen minus aller Auszahlungen. Da die meisten Zahnärzte Einnahme-Überschuss-Rechner sind, ist die Aussagekraft der BWA in Bezug auf den tatsächlichen Praxiserfolg sowie auf die Praxisliquidität limitiert. Wenn z. B. zum Jahresende eine große Laborrechnung noch nicht bezahlt ist, obwohl alle Arbeiten beim Patienten durchgeführt und diese auch von diesem noch im alten Jahr bezahlt wurden, stellt sich der Gewinn lt. BWA zu hoch dar. Umgekehrt passiert es oft, dass die Praxis zwar alle offenen Rechnungen zum Jahresende bezahlt hat, aber noch

viele Patientenrechnungen offen sind. Dadurch wird in der BWA ein niedrigerer Gewinn angezeigt.

Cash Flow Größe, die darüber Auskunft gibt, wie viel Geld die Praxis erwirtschaftet. Cash Flow heißt übersetzt Zahlungsfluss; im Endeffekt stellt er die Veränderung des Kontostands dar. Das Ziel eines jeden Unternehmers ist es, einen positiven Cash Flow zu erwirtschaften, d. h. mehr einzunehmen als auszugeben. Der Gewinn und der Cash Flow unterscheiden sich insofern, als vom Gewinn der Praxis noch Zahlungen abgehen – z. B. Tilgungen für Kredite, Steuern, Vorsorgeaufwendungen wie Lebensversicherungen oder die Zahlungen für das Versorgungswerk –, die nicht in der Einnahme-Überschuss-Rechnung der BWA aufgeführt sind, aber den zur Verfügung stehenden Betrag für die privaten Entnahmen deutlich verringern.

Darlehen Bereitstellung von Geld durch einen Kreditgeber, das der Darlehensnehmer zu den vereinbarten Rahmenkonditionen (Zins, Laufzeit) zurückzahlt.

Dispositionskredit Bereitstellung einer Kreditlinie, die als kurzfristiges Darlehen bezeichnet wird. Dieser Kredit wird auch Kontokorrent- oder Betriebsmittelkredit genannt und ist für den Existenzgründer wie auch für die expandierende Praxis existenziell, da Wachstum und Aufbau immer vorfinanziert werden müssen.

Eigenkapital Je höher das Eigenkapital ist, desto stabiler ist die Praxis finanziell. Das Verhältnis von Eigenkapital zum Gesamtvermögen ist die Eigenkapitalquote. Da viele Steuerberater ihren Klienten aus steuerlichen Gründen empfehlen, die Schulden in der Praxis zu bündeln und das Vermögen auf der Privatseite zu halten, gehören bei der Gesamtbetrachtung der Vermögensverhältnisse auch immer das private Vermögen sowie die privaten Schulden dazu.

Factoring Ankauf von Forderungen durch ein Factoring-Unternehmen. Man spricht aufgrund der einzelnen, oft frei buchbaren Leistungspakete heute auch vom modularen Factoring. Durch Factoring verbessert sich die Liquidität einer Praxis.

Gewinn Vom Umsatz zu unterscheiden ist der Gewinn. Dieser wird dadurch ermittelt, dass vom Umsatz die Praxisausgaben zuzüglich der Abschreibungen abgezogen werden. Noch nicht bezahlte Rechnungen von Lieferanten und Laboren gelten nicht als Kosten/Ausgaben; daher sollte eine Praxis, die zu Jahresende einen möglichst kleinen Gewinn ausweisen möchte, die erhaltenen Rechnungen noch möglichst im alten Jahr bezahlen.

Leistungsstundensatz Summe der Praxiseinnahmen geteilt durch die Anzahl der geleisteten Arbeitsstunden am Patienten (keine Verwaltungszeiten!). Wenn ein Arzt in 40

Wochen im Jahr im Schnitt 30 Stunden in der Woche am Patienten arbeitet, dann hat er 1200 Arbeitsstunden patientenbezogen geleistet. Wenn der Praxisumsatz im Jahr 360.000 € beträgt, dann entspricht dies einem Leistungsstundensatz von 300 Euro pro Stunde.

Liquidität Liquidität geht vor ▶ Rentabilität geht vor ▶ Umsatz: Dieser betriebswirtschaftliche Grundsatz besagt, dass jeder Unternehmer zuerst auf die Liquidität achten muss. Liquide sein bedeutet, zu jedem Zeitpunkt zahlungsfähig zu sein. Wenn die Liquidität gesichert ist, ist es wichtig, rentabel zu arbeiten. Es ist nicht sinnvoll, dass ein Praxisinhaber zwar viel Umsatz macht, er aber unter dem Strich kein Geld verdient.

Praxisergebnis ▶ Gewinn

Rentabilität Die Rentabilität wird über praxisspezifische Kennzahlen gemessen. Ziel eines jeden Praxisinhabers muss es sein, die für ihn relevanten Kennzahlen kontinuierlich zu verbessern.

Umsatz Als Umsatz betrachtet man bei einer Praxis nur die Praxiseinnahmen. In den Umsatz fließt nicht ein, dass eine Behandlung unter Umständen bereits erbracht und auch in Rechnung gestellt wurde, diese Rechnung aber noch nicht bezahlt ist; nur bezahlte Rechnungen sind Umsatz. Der Umsatz allein sagt nichts über den wirtschaftlichen Erfolg aus. Es ist aber richtig, dass der ▶ Gewinn bei gleichbleibenden Kosten durch einen höheren Umsatz gesteigert werden kann. Oftmals ist das Potenzial, in einer Praxis den Umsatz zu steigern, größer als die Möglichkeiten, die Kosten weiter zu senken.

Literatur

Weiterführende Literatur

Altmann H-C (1996) Motivieren und Gewinnen: 20 Power-Strategien zur Verkäufermotivation. moderne Industrie, Landsberg am Lech

Bettger F (1990) Erlebte Verkaufpraxis: wie ich meinen Umsatz und mein Einkommen vervielfachte. Oesch, Zürich

Birkenbihl VF (1995) Der persönliche Erfolg: Erkennen Sie Ihr Persönlichkeitspotential und aktivieren Sie Ihre Talente. mvg, Landsberg am Lech

Birkenbihl VF (1996) Fragetechnik … schnell trainiert: Das Trainingsprogramm für Ihre erfolgreiche Gesprächsführung. mvg, Landsberg am Lech

Birkenbihl VF (1997) Freude durch Streß. mvg, Landsberg am Lech

Birkenbihl VF (1997) Kommunikationstraining: Zwischenmenschliche Beziehungen erfolgreich gestalten. mgv, Landsberg am Lech

Birkenbihl VF (1997) Stroh im Kopf: Gebrauchsanleitung fürs Gehirn. mvg: Landsberg am Lech

Blanchard K, Edington DW (1987) Der 1-Minuten-Manager: Fitness. Rowohlt, Reinbek bei Hamburg

Blanchard K, Johnson S (1992) Der Minuten-Manager: Wegweiser für die Erfolgsmanager des AWD. Rowohlt, Reinbek bei Hamburg

Blanchard K, Oncken W jr, Burrows H (1995) Der Minutenmanager und der Klammeraffe. Rowohlt, Reinbek bei Hamburg

Brown WS (1984) Todsünden des Managers: Die 13 dümmsten Fehler, die Manager begehen können – und wie man Sie zu vermeiden lernt. Oesch, Zürich

Carlson Learning Company (1995) Coping & stress profile: Understanding personal and relationship stress., Minneapolis/Minnesota

Carnegie D (1994) Sorge dich nicht – lebe: Die Kunst, zu einem von Ängsten und Aufregungen befreiten Leben zu finden. Scherz, Bern

Carnegie D (1997) Management: Durch Menschenführung zum Erfolg. Metropolitan, Düsseldorf

Covey SR (1992) Die sieben Wege zur Effektivität; Ein Konzept zur Meisterung Ihres beruflichen und privaten Lebens. Campus, Frankfurt/Main

Enkelmann NB (1997) Erfolgsprinzipien der Optimisten: Wünschen – Planen – Wagen – Siegen. Gabal, Offenbach

Friedrich K, Seiwert LJ (1993) Das 1×1 der Erfolgsstrategie: der sichere Weg zu konkurrenzlosen Spitzenleistungen; Grundprinzipien und Umsetzungsschritte der ES. Gabal, Offenbach

Fuchs J (1994) Das biokybernetische Modell: Unternehmen als Organismen. Gabler, Wiesbaden

Gay F, Herzler H (1996) Ich brauch dich und du brauchst mich: sich und andere besser kennenlernen – mit dem DISG-Persönlichkeits-Modell. Brockhaus, Wuppertal

Geffroy EK, Seiwert LJ (1996) Zeitmanagement für Verkäufer: mehr Zeit für Verkaufserfolge. mvg, Landsberg am Lech

Gindert C, Schellenberger B (1994) Fit für den Erfolg: Gesund und souverän im Beruf. Luchterhand, Neuwied

Großmann A (1997) Erfolg hat Methode: Durch ganzheitliches Selbstmanagement effektiver arbeiten, seine Zukunft gestalten, glücklicher leben, 3. Aufl. Gabal, Offenbach

Hansen R, Schmidt S (2009) Konzeptionspraxis, 4., aktual. Aufl. F.A.Z.-Institut für Management, Markt- und Medieninformationen, Frankfurt

Harris TA (1975) Ich bin o.k., du bist o.k.: wie wir uns selbst besser verstehen und unsere Einstellung zu anderen verändern können – eine Einführung in die Transaktionsanalyse. Rowohlt, Reinbek bei Hamburg

Heller E (2004) Wie Farben wirken. rororo, Reinbek bei Hamburg

Heuser E (1995) Selbstentwicklung. Gabal, Offenbach

Heymann HH, Seiwert LJ (1984) Personalentwicklung im Management, Enzyklopädie, Bd. 7. Verlag moderne Industrie, Landsberg am Lech

Hull R (1994) Alles ist erreichbar: Erfolg kann man lernen. Rowohlt, Reinbek bei Hamburg

Johnson S (1995) Eine Minute für mich. Rowohlt, Reinbek bei Hamburg

Johnson S, Wilson L (1994) Das Minuten-Verkaufstalent. Rowohlt, Reinbek bei Hamburg

Kitzmann A, Zimmer D (1982) Grundlagen der Personalentwicklung. Lexika-Verlag, Weil

Klingenberger D, Schwarte A (2010) Investitionen bei der zahnärztlichen Existenzgründung (InvestMonitor Zahnarztpraxis). IDZ, Köln (► www.idz.koeln.de)

Klose M, Seiwert LJ, Graichen WU (1996) Verkaufen Sie sich einfach an die Spitze: Erfolgsgesetze, Verkaufsgespräche, Zeitmanagement. mvg, Landsberg am Lech

Küstenmacher W »Tiki« (1996) Der Ich Kompass: Wer bin ich; was kann ich; mit wem kann ich? Brockhaus, Wuppertal

Lesch M, Förder G (1994) Kinesiologie, aus dem Streß in die Balance. Gräfe & Unzer, München

Mackenzie A (1990) Zeit für Erfolg: Eine Strategie für Zielbewußte. Sauer, Heidelberg

Maltz M (1973) Erfolg kommt nicht von ungefähr: Psychokybernetik. Econ, Düsseldorf

Mayrhofer W (1996) Personalmanagement, Führung, Organisation. Überreuther, Wien

Meyer-Hentschel G (1996) Alles was sie schon immer über Werbung wissen wollten. Gabler, Wiesbaden

Müller-Kiement K-G, Seiwert LJ (1997) Zielwirksam arbeiten: Technik, Methodik und Praxis des persönlichen Zeitmanagement. expert, Renningen-Malmsheim

Rauen C (2004) Coaching-Tools; Erfolgreiche Coaches präsentieren 60 Interventionstechniken aus ihrer Coaching-Praxis. managerSeminare, Bonn

Ries H-P, Schnieder K-H, Althaus J, Großbölting R, Voß M (2007) Zahnarztrecht, Praxishandbuch für Zahnmediziner, 2. Aufl. Springer, Berlin Heidelberg

Schirm RW (1995) Die Biostruktur-Analyse: Schlüssel zur Selbstkenntnis. IBSA, Baar

Schirm RW (1995) Die Biostruktur-Analyse 2: Schlüssel zur Menschenkenntnis. IBSA, Baar

Schirm RW (1996) Die Biostruktur-Analyse: Grundlagen. IBSA, Baar

Schmidbauer K, Knödler-Bunte E (2004) Das Kommunikationskonzept. university press UMC, Potsdam

Schüller AM, Dumont M (2010) Die erfolgreiche Arztpraxis, Patientenorientierung – Mitarbeiterführung – Marketing, 3. Aufl. Springer, Heidelberg

Schulz-Bruhdoel N (2005) Die PR- und Pressefibel, 2. aktual. Aufl. F.A.Z.-Institut für Management, Markt- und Medieninformationen, Frankfurt

Schurr M, Kunhardt H, Dumont M (2008) Unternehmen Arztpraxis – Ihr Erfolgsmanagement; Aufbau, Existenzsicherung, Altersvorsorge. Springer, Heidelberg

Seiwert LJ (1992) Mehr Zeit für das Wesentliche: Besseres Zeitmanagement mit der Seiwert-Methode. Verlag moderne Industrie, Landsberg am Lech

Seiwert LJ (1996) DISG-Zeitmanagement-Profil »Time Mastery«: Selbstanleitend – Selbstauswertend – Selbsterklärend. Gabal, Offenbach

Seiwert LJ (2000) Selbstmanagement: Persönlicher Erfolg, Zielbewusstsein, Zukunftsgestaltung, 8. Aufl. Gabal, Offenbach

Seiwert LJ (2001) Das neue 1×1 des Zeitmanagements: Zeit im Griff – Ziele in Balance – Erfolg mit Methode. MVG, Offenbach

Seiwert LJ (2005) Die Bären Strategie – In der Ruhe liegt die Kraft. Hugendubel, München

Seiwert LJ (2005) Wenn du es eilig hast, gehe langsam; Das neue Zeitmanagement in einer beschleunigten Welt. Sieben Schritte zur Zeitsouveränität und Effektivität, 15. Aufl. Campus, Frankfurt/Main

Seiwert LJ, Gay, F (1996) Das 1×1 der Persönlichkeit: sich und andere besser verstehen; beruflich und privat das Beste erreichen; das DISG- Persönlichkeitsmodell anwenden. Gabal, Offenbach

Simon W (1996) Rede nicht, handle: Ziele setzen, Ziele erreichen. Gabal, Offenbach

Sprenger RK (1996) Mythos Motivation: Wege aus einer Sackgasse. Campus, Frankfurt/Main

Micheelis W, Bergmann-Krauss B, Reich E (2010) Rollenverständnisse von Zahnärztinnen und Zahnärzten in Deutschland zur eigenen Berufsausübung – Ergebnisse einer bundesweiten Befragungsstudie. IDZ-Information 1/10, 26. Febr. 2010. [Verfügbar unter ▶ www.idz-koeln. de/beruf.htm]

Micheelis W, Süßlin W (2012) Einstellungen und Bewertungen der Bevölkerung zur zahnärztlichen Versorgung in Deutschland. Ergebnisse einer bundesweiten Umfrage 2011. IDZ-Information 1/12, 23. Jan. 2012. [Verfügbar unter ▶ www.idz-koeln.de/beruf.htm]

Tafuro F, Franzen N (2012) Unternehmen Zahnarztpraxis – die Bausteine des Erfolgs. Springer, Heidelberg

Theisen MR (1997) Wissenschaftliches Arbeiten: Technik – Methodik – Form. Vahlen, München

Ulsamer B (2001) Exzellente Kommunikation mit NLP. Gabal, Offenbach

Williams AL (1996) Das Prinzip Gewinnen: tun Sie alles, was Sie können, und Sie werden alles erreichen. mvg, Landsberg am Lech

Stichwortverzeichnis

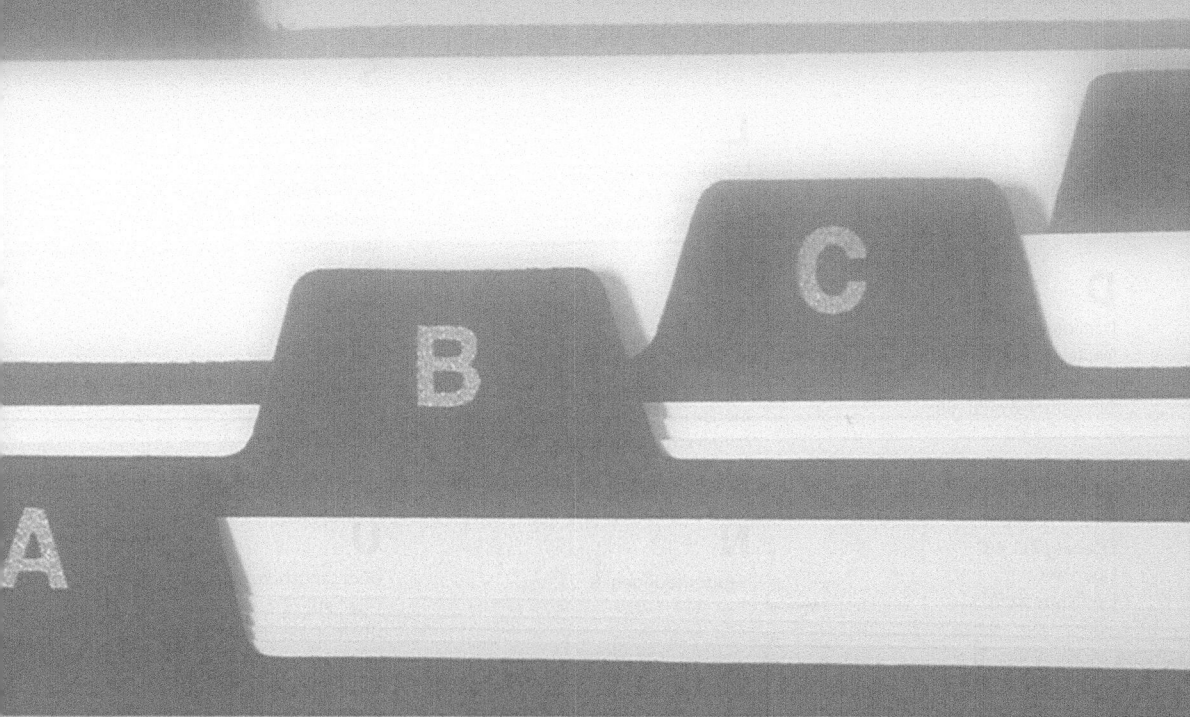

The manufacturer's authorised representative in the EU is Springer
Nature Customer Service Centre GmbH, Europaplatz 3, 69115 Heidelberg,
Germany. If you have any concerns regarding our products, please
contact ProductSafety@springernature.com

Printed and bound by CPI Group (UK) Ltd, Croydon, CR0 4YY
28/04/2026
02098473-0006